生命的重建

Meditations to Heal Your Life

冥想治愈篇

【美】 露易丝·海◎著

孟　瑶◎译

 中国宇航出版社

·北京·

MEDITATIONS TO HEAL YOUR LIFE

By Louise L. Hay

Copyright © 1994 by Louise L. Hay

Original English language publication 1994 by Hay House, Inc., California, USA.

The simplified Chinese translation rights arranged through InterLicense, Ltd. and Rightol Media

（本书中文简体版权经由锐拓传媒取得　Email：copyright@rightol.com）

All rights reserved

著作权合同登记号：图字：01-2023-6205号

图书在版编目（ＣＩＰ）数据

生命的重建. 冥想治愈篇 / （美）露易丝·海著；
孟瑶译. -- 北京 : 中国宇航出版社，2024.2
书名原文: Meditations to Heal Your Life
ISBN 978-7-5159-2332-1

Ⅰ. ①生… Ⅱ. ①露… ②孟… Ⅲ. ①心理健康—普及读物 Ⅳ. ①R395.6-49

中国国家版本馆CIP数据核字(2023)第256816号

策划编辑	田芳卿	封面设计	王晓武
责任编辑	吴媛媛	责任校对	卢　册

出　版
发　行　中国宇航出版社

社　址	北京市阜成路8号	邮　编	100830
	（010）68768548		
网　址	www.caphbook.com		
经　销	新华书店		
发行部	（010）68767386		（010）68371900
	（010）68767382		（010）88100613（传真）
零售店	读者服务部		
	（010）68371105		
承　印	北京中科印刷有限公司		
版　次	2024 年 2 月第 1 版		2024年 2 月第 1 次印刷
规　格	710×1000	开　本	1/16
印　张	16.75	字　数	124 千字
书　号	ISBN 978-7-5159-2332-1		
定　价	39.00 元		

本书如有印装质量问题，可与发行部联系调换

引 言

　　本书包含许多全新的观念，目的是激发我们的创造性思维，让我们用不同的眼光重新审视自己的生活经历。我们带着纯净的心灵来到这个世界，与自己的内在智慧紧密相连。在成长的过程中，我们从身边的人那里学会了恐惧和自我设限。成年后，我们已经积累了太多自己都意识不到的消极观念，并倾向于将生活和经历建立在这些错误的观念之上。

　　当你读这本书的时候，有些观念你也许不能认同，这些观念可能与你的思想体系存在冲突，这很正常，我将其称为"激发矛盾"的过程。你不必接受我所说的一切，但你应该重新审视自己的观念及其原因，只有这样，我们才能成长和改变。当我刚开始接触这些观念的时候，也曾

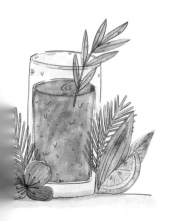

对那些形而上学的东西产生过怀疑。我越是将自己的观念与新的观念进行对比，越发现我生命中的痛苦恰恰来自我的那些观念。当我逐渐摆脱自己固有的消极观念时，我的生活也渐入佳境。

　　从本书的任何地方开始，随意打开本书的某一页时，你所读到的，便是此刻最适合你的内容，它可能印证了你的观念，也可能背道而驰，这便是成长的过程。你很安全，一切都很好！

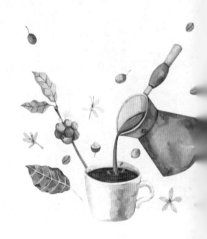

露易丝·海心灵疗愈十大法则

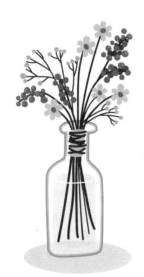

♥ 自我接纳：认可并拥抱你作为一个独特个体的固有价值和意义。培养自我接纳和对自己的爱，我就是我。

♥ 积极肯定：利用肯定的力量，用积极的信念重塑你的潜意识。用诸如"我值得爱和幸福"之类的肯定来改变你的思维方式，在你的生活中表现出积极的变化。

♥ 宽恕：对自己和他人练习宽恕。释放任何阻碍你体验内心平静和个人成长的怨恨、愤恨或负面情绪。

♥ 情绪释放：让自己以健康的方式表达和释放被压抑的情绪。明白情绪是人类体验的自然组成部分，允许自己感受情绪，可以促进疗愈和幸福感。

- ♥ 放开限制性信念：识别并摒弃可能阻碍你个人成长和幸福的限制性信念。用支持你幸福和成功的激励性信念来取代它们。

- ♥ 自我照顾：积极参与能滋养身体、思想和精神的活动。参与运动、健康饮食、冥想和置身大自然等练习，能增强你的整体健康状况。

- ♥ 身心联系：认识你的思想、情绪和身体健康之间的密切联系。要明白你的心理和情绪状态会影响你的身体健康，反之亦然。

- ♥ 感恩：养成每天感恩的习惯，把注意力转移到生活中的积极方面。经常回应和欣赏生活中的祝福，可以增强你的整体幸福感。

- ♥ 可视化：利用可视化的力量清晰地描绘出你想要的生活。想象一下自己已经体验到想要的爱、快乐和富足，让这些积极的画面来指导你的行为和选择。

- ♥ 自爱自赏：将自爱自赏作为疗愈之旅的基础，用善良、理解和温柔对待自己，培养对自己深深的爱和欣赏。

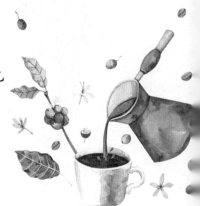

《生命的重建·冥想治愈篇》英文版读者评论

（选自亚马逊网站）

♥ 这是值得信赖的一本书。可以从中学习各种冥想，以及治愈你的方法。

♥ 我每天早上都会读这本书，它可以帮助我开始新的美好一天。我会向任何想要改善生活的人推荐这本书！谢谢！

♥ 露易丝·海致力于帮助人们实现他们的梦想，即健康、良好的财务支持以及我们能想到的所有其他美好的生活方式。她发现，积极的肯定能改变大脑的思维方式，这正好反过来又使我们的生活变得更美好。我衷心推荐她的《生命的重建·冥想治愈篇》！

♥ 我有《生命的重建》这本书，我真的需要实践手册，这样我才能做练习。这本书允许人们通过冥想来重建自己的生命，我敢肯定，如果拥有这本《生命的重建·冥想治愈篇》，它会让我学会如何改变思维模式，因为肯定且重复才是最重要的。训练你的大脑以不同的方式思考，是完成转变和练习冥想的关键要素。我会推荐这本书，让需要疗愈的人知道它的效果如何。这本通过冥想得到疗愈的书提供了一种不同的解决方法，我真的觉得通过这种方法来完成自我疗愈的方式非常好。

♥ 这本书简直太棒了。在我最喜欢的宝藏中，它可以排到前三名。书中每一页内容都充满了积极的肯定，由显化疗愈、健康、富足、幸福、积极等内容组成。每当我需要一点灵感时，打开这本书，我就会感到开心快乐，生活充满光明。这本书制作得非常暖心，你可以感受到这本书中涌出的爱。这本书可以在旅途中随身携带，让人在绝望时能很快充满希望和快乐。这本书绝对值得购买，我非常欣赏它。我目前正在教一个患有自闭症的孩子"治愈"的内容，我们一起学习书中提出的概念，她也很欣赏这本书。让这些肯定沐浴你，带你进入一个与你真实精神一致的积极思考过程中，这就是我充分利用这个宝藏的方式。

♥ 我是露易丝·海的长期读者和粉丝。她的书讲述了如何识别我们的问题和面对的挑战，了解其来源，让我意识到可以通过改变思维、态度、信念来改变我们的生活，用积极的肯定来改善我们的生活。她的洞察力和理解力都很棒，她的解决方案确实是上天送给我们的礼物。打开她的任一本书的任何一页，我都会学到一些特别的东西来帮助自己。《生命的重建·冥想治愈篇》可以成为使用积极的肯定来应对特定挑战的有效工具，例如，恐惧、财务、启蒙、消化、死亡、沟通……书中有100多个冥想主题。可以先阅读她的另一本书——《生命的重建》，这样可以帮助大家理解冥想背后的原理，并使这本书更加有效。

💜 这本书充满了智慧，可以帮助人们改善日常生活。想一想这些事情，成为一个更好的人。一位朋友把这本书借给了我，随后我给自己买了一本，还送给了另一个我认为需要这本书的朋友。

💜 我发现这本书太令人振奋了。在我父亲的遗嘱引发了为期两年的法律诉讼和家庭破裂之后，露易丝·海的温柔想法让我感到安慰和平静。我放弃了成为和平缔造者的努力，把焦虑转开，专注于确实存在的关系并拥抱当下。

💜 我非常喜欢这本书，喜欢这本书的样式。露易丝·海女士在每一页上提供一句话，下一页则有一两段解释或说明。她的思想观点包罗万象，令人耳目一新，鼓舞人心，富有洞察力，我从这些想法和积极的观点中受益匪浅。无论人们的生活是否需要治愈，每个人都会从这本书中受益。

💜 我真的很喜欢露易丝·海关于积极和解和肯定的书。通过阅读它们，我总能在生活中获得提升。这些书是基于吸引力法则以及如何根据自己的想法和信念创造自己的生活环境而创作。思考并相信生活中的积极事物，世界将在你的生活中体现这些东西。露易丝·海说，要不断用爱和宽恕填满心灵，这样我们就可以提升到更高的生存境界。

💜 我喜欢这本书的版式。前面是冥想主题，然后是对该主题的简短描述或解释。你可以随心所欲地一次尝试很多主题，也可以一次只关注一个主题，然后反复练习，还可以很容易地回看或重做特定的主题。我发现冥想足够简单，可以记住，但又足够有意义，可以练习很多次。

♥ 我每天都使用这本精彩的冥想书，让自己和他人适应一个更美好的世界。

目 录

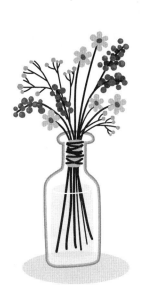

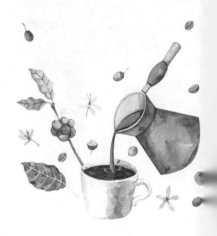

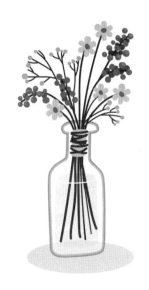

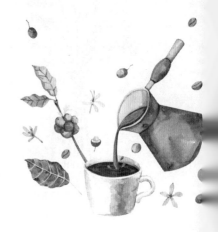

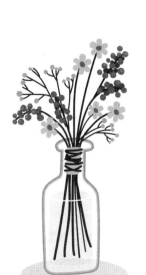

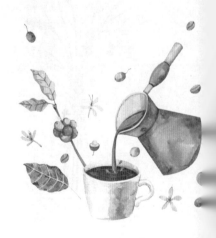

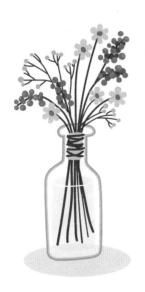

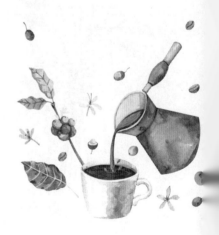

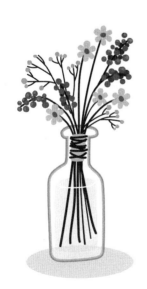

随意翻开某一页
便是此刻最适合你的内容

接纳

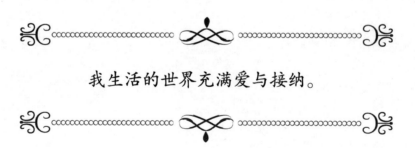

我生活的世界充满爱与接纳。

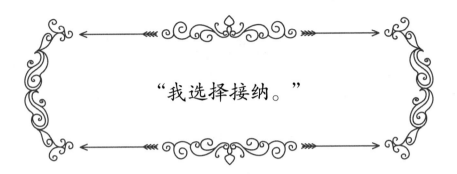

"我选择接纳。"

　　如果我们希望别人全然接纳我们，那么我们也应如是接纳别人。我们总希望父母完全接纳我们，而我们却不曾这样对待他们。

　　全然接纳就是让每个人能够做自己。给别人设定各种标准是一种傲慢的行为，我们只能给自己设定标准。即便如此，与其给自己设定标准，不如建立原则。通过不断地练习自我接纳，更容易摆脱那些对我们无益的习惯。在一个充满爱的环境中，我们更容易成长和自我完善。

沉 迷

把握内在力量，超越一切局限。

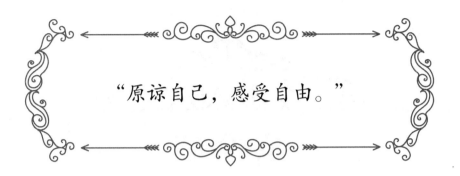

"原谅自己，感受自由。"

当我们过度依赖身外之物时，就会沉迷其中。很多东西会让我们形成依赖，比如手机、酒精。其他事情也能束缚我们，比如指责或者评判别人、生病、身陷债务、成为受害者或遭到拒绝。然而，我们可以摆脱这些束缚。

对某种事物依赖，意味着我们选择放弃自己内在的力量。而任何时候，我们都可以重新把握它。此时此刻，我选择把握这个力量！我选择建立一种积极的认知，即生命是我坚实的后盾。原谅自己，继续前行。灵魂永恒不灭且从不曾与我分离，当下即可体会。放松身体，放下一切，呼吸间放下旧习气，开始建立正向的新习惯。

安 全 感

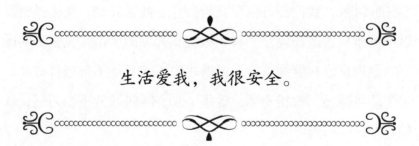

生活爱我，我很安全。

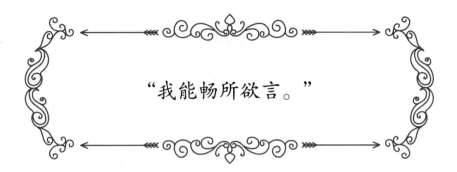

"我能畅所欲言。"

我在安全的环境下成长。我希望学习更多,希望成长和改变。在这个过程中我有充分的安全感,同时,我意识到改变是人生的必经之路。我的性格是可塑的,我可以轻易地融入生命之流。我的内在生命恒常不变,因此,在任何经历中,我都感到安全。

小时候,我不知道将来会发生什么。如今,我已经步入成年人的世界,发现未来依然是未知和神秘莫测的。我相信自己会安全地成长,并且能掌握自己的人生。走向成年的第一步是学会无条件地爱自己,然后我便能应对未来的一切。

积极肯定

善用肯定句。

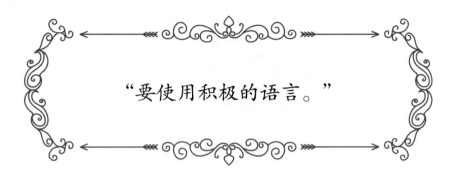

"要使用积极的语言。"

　　我的每一个念头，每一句话，都是肯定的，只是正面或负面的区别。正面的肯定创造正面的体验，负面的肯定招致负面的体验。种瓜得瓜，种豆得豆。一只幼犬长大必然还是一只狗。

　　如果我对自己或人生不断地加以否定，就等于在持续创造负面体验。此刻，我决定不再遵循家人消极看待人生的模式。我要建立新的肯定习惯，我所说的每一句话都是对人生的美好期许。这样，只有好事会来到我身边。

疾 病

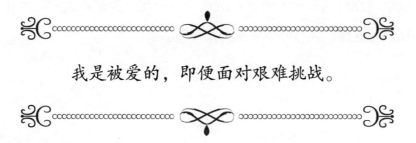

我是被爱的，即便面对艰难挑战。

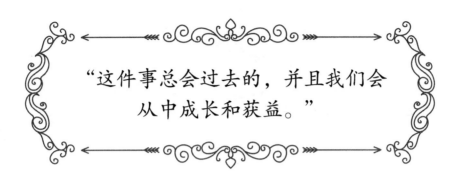

"这件事总会过去的，并且我们会从中成长和获益。"

此刻，我们的确处在一个未知的领域。在这个时空节点上，面对疾病，每个人都在以他们的所知所解付出最大的努力。他们应该为自己感到骄傲，因为他们所做的远超出想象。请记住，不论是哪种疾病，在这个世界上，某些地方的某些人已被治愈。任何疾病都有治愈的办法。

无论我们说哪种语言，爱可以让我们毫无障碍地沟通，爱就存在于我们的内心。每天花点时间让自己安静下来，感受内心深处的爱流过四肢以及每个脏器。爱，即是治愈的力量，它可以打开任何一扇门。爱就像空气充满我们的生活，帮我们克服生活中的各种困难，随时可用。把心打开，让爱自然流动，感受我们与创造我们的力量合为一体。

自我主宰

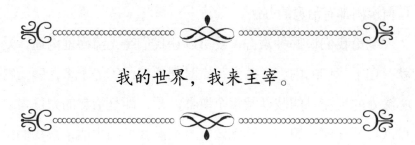

我的世界，我来主宰。

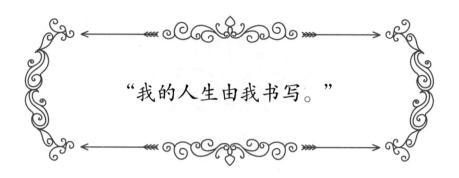

"我的人生由我书写。"

　　任何人、事、物都不能凌驾于我之上，因为"我"是我头脑中唯一的思考者。小的时候，我对权威人物言听计从。现在，我学着收回自己的主导权，自己主宰自己的人生。现在的我，是一个充满力量且对自己负责的人。每天清晨，在冥想中，我与自己的内在智慧合二为一。生命是所学校，当我渐渐发现每个人既是学生又是老师时，会感到无比充实。这一生，我是来学习的，也是来教导他人的。当我的注意力被各种念头吸引时，我会引导它转向自己的内在智慧。成长并让生命之花绽放，将自己此生所有的事务交给那个神圣的智慧源泉，一切都很好！

障 碍

超越障碍，进入无限可能。

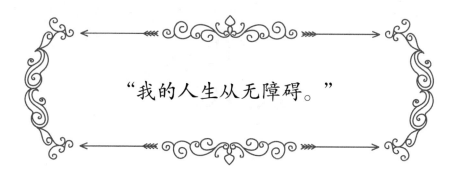

"我的人生从无障碍。"

通往智慧与知识的大门始终是敞开的，我越发乐于穿梭其中。一切障碍和困难都是我的老师，帮我摆脱过去，进入拥有无限可能的未来。

我喜欢开拓思维，向我思之极处的至善境界延展。随着我的思维不断勾勒出更多美好的境界，一切障碍便分崩离析。我的生活突然充斥着各种小小的奇迹。

我经常让自己放空，只是坐下来，将心向神圣的智慧敞开。在生命面前，我是个学生，我爱我的生命。

美好

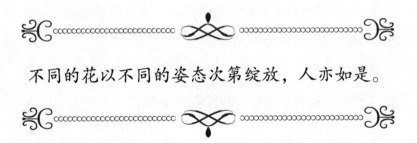

不同的花以不同的姿态次第绽放，人亦如是。

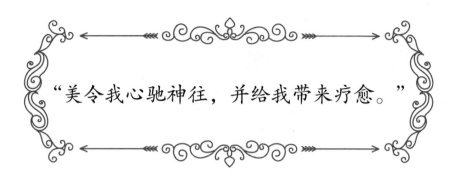

"美令我心驰神往，并给我带来疗愈。"

　　美，无处不在。不论是一朵小花，或是波光粼粼的水面，抑或是安静深邃的一株老树，都在诉说着自然之美。自然之美令我感到震撼，焕然一新。

　　在生命最简单的事物中，我发现了放松、愉悦和治愈的力量。当我能用爱的眼光欣赏大自然时，我发现，这样看待自己也不难。我是大自然的一部分，因此，我的美是独一无二的。我目光所及之处，皆是美好。今天，我与大美生命同频共振。

账 单

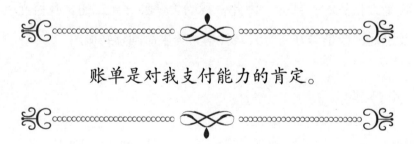

账单是对我支付能力的肯定。

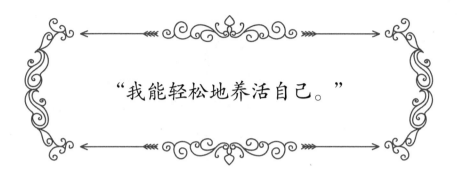

"我能轻松地养活自己。"

　　那个创造我的力量，已经为我安排好了一切。是否应得，是否接受，就看我自己了。我现在所拥有的一切，都是自己选择接受的东西。如果我想要别的东西，想要更多或是更少，抱怨是没有用的，正确的方法是拓展自己的思维。

　　开开心心地支付生活中的每一笔开销，因为我知道现在的付出都会有加倍的回报。学会正面看待这个问题，账单真的对我大有益处，这意味着某人对我的信任，相信我有能力支付所得到的商品或服务。

身体

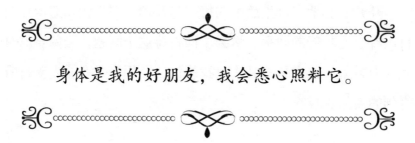

身体是我的好朋友，我会悉心照料它。

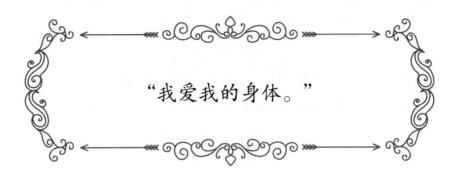

"我爱我的身体。"

　　我对现在的身体很满意，体重刚刚好，如我所愿。我很好看，每一天都更有魅力。过去的我，很难接受这样的想法，但现在不同了，我把自己看作一个深深被爱的人。我学着奖励自己，不时给自己一点儿积极健康的小享受。那些充满爱的小举动是我对自己的滋养。

　　我会做些自己喜欢的事，比如享受安静的时光，在大自然中漫步，泡个热水澡，或者做任何让我感到愉悦的事情。我喜欢这种自我关爱，我欣赏自己并做自己的好朋友。我的身体就像满载星月，所到之处，熠熠生辉。

事 业

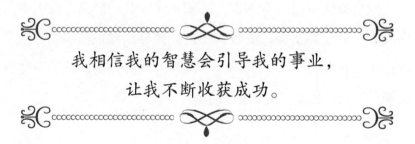

我相信我的智慧会引导我的事业，
让我不断收获成功。

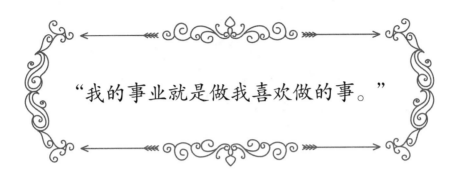

"我的事业就是做我喜欢做的事。"

我让生活赋予我的智慧来管理我的事业。无论我是否拥有一家真正意义的公司，我的"雇主"都是那个智慧源泉。从始至终，它是唯一的智慧，让我们的生活和谐有序。我欣然接受它成为我的合作伙伴，与这般伟大的智慧合作，我感到十分轻松。这智慧带来所有的答案、解决方案和疗愈效果，带来那些成就我事业的新发明和创意。

座驾

我是个好司机，也是个好乘客。

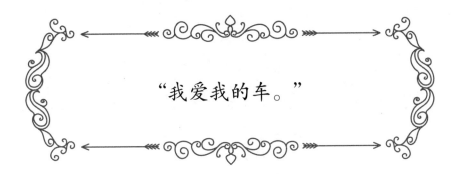

"我爱我的车。"

　　驾驶对我而言是一种安全且愉快的体验。我爱惜我的车，我的车也呵护着我。无论我想去哪儿，它都随时待命。我有一位完美的合作维修师，他也同样珍惜我的车。每当我坐进我的爱车，都会让爱充满其中，因此爱总是与我一路相伴。我将爱传递给一路同行的所有司机。爱，就在我的前方，并在目的地与我相会。

照顾自己

努力照顾好自己。

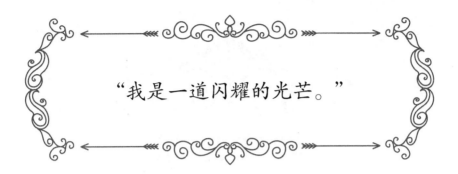

"我是一道闪耀的光芒。"

　　我们的身体本身就是一个奇迹。我所关爱的人，他们也是如此。我们的身体知道如何应对突发状况，也懂得如何休养生息。我们正在学习倾听自己的身体，并满足它的需求。

　　照顾别人有时会让我们感觉身心疲惫，其难度超出了我们的预期。因此，要学会寻求帮助。不论是照顾者，还是被照顾者，爱自己是我们能做到的最重要的事情之一。当我们真正爱自己并接受自己时，会突然放松下来，并深深感受到"一切都很好"。

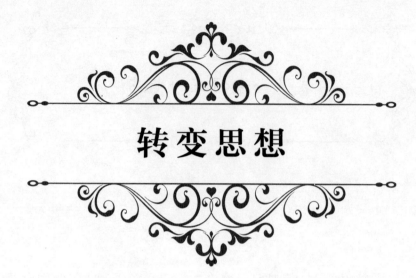

转变思想

我用爱转变思想。

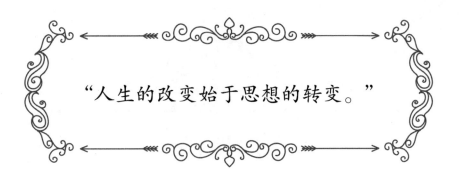

"人生的改变始于思想的转变。"

　　我们是光，是灵性，是美妙且不可思议的存在。是时候承认，我们的现实生活是我们自己一手创造的，我们用思想创造出眼前的一切。要想改变现状，那就必须改变思想，并选择全新、积极的思维方式和言语。

　　很早以前我就发现，如果我愿意改变自己的思想，就可以改变我的人生。改变思想就是摒弃所有的自我设限，感受生命的广袤无边。我开始意识到自己一直是完美、圆满和完整的，这让以后的每一天都变得更为轻松。

被虐待

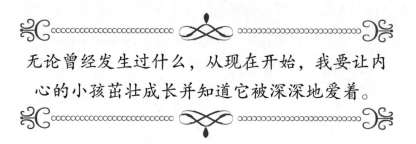

无论曾经发生过什么，从现在开始，我要让内心的小孩茁壮成长并知道它被深深地爱着。

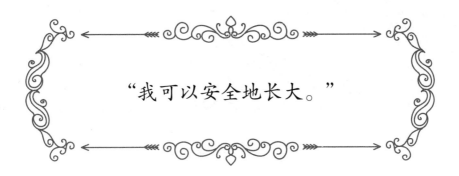

"我可以安全地长大。"

　　我们都是上天眷顾的孩子，即便如此，还是有一部分人在孩童时期遭受过虐待，这个状况由来已久。此时此刻，我们开始面对这件事，不再将其掩盖在高墙之后。墙体开始分崩离析，好让我们做出改变。

　　意识到问题所在，是一切改变的开始。对于和我一样经历过痛苦童年的人来说，我们的内心都被铜墙铁壁包围。但是，那个躲在高墙之后的小孩只是渴望得到关注，得到爱，并被无条件地接纳。

抚育孩子

教导，而非勉强。

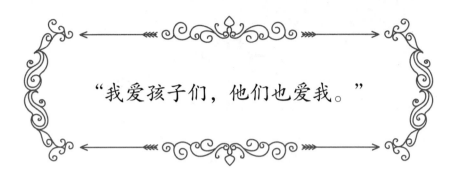

"我爱孩子们，他们也爱我。"

　　与孩子们敞开心灵、充满爱地交流是我最大的快乐，我们彼此倾听。孩子们总是模仿大人，如果我的某个孩子看上去很消极，我会审视自己是否存在消极观念。我知道，随着我的自我疗愈，孩子也会得到治愈。

　　我确信我能无条件地爱自己，我有意识地引导自己放下所有的消极观念。我要成为孩子的榜样，一个积极和充满爱心的人。孩子也会学习爱自己，他们的消极行为迟早会消失。

　　我也和我内心的小孩建立了连接，当我拥有稳定的成年生活后，我内心的小孩也感到安全，感到被爱。拥有爱和安全感，我们就有动力打破旧的模式。

积极选择

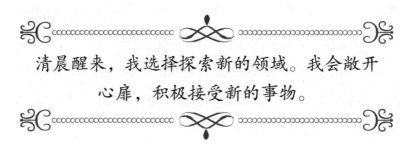

清晨醒来，我选择探索新的领域。我会敞开
心扉，积极接受新的事物。

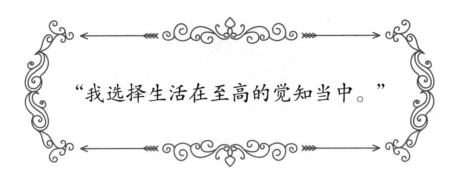

"我选择生活在至高的觉知当中。"

　　晨起时，我准备好接受新事物了。我选择提醒自己，所有的问题都有解决方案。我知道，眼前的问题我也可以处理好。因为我选择以这样的方式看待问题，所以眼前的问题只是暂时的。

　　我是个有爱心的人，我选择不再自艾自怜。我愿意吸取经验，敞开心扉，接受世间给予的一切美好。我选择改变自己。我接受这样一个事实：我并不总是知道问题该如何解决，但我知道，一切都在向最好的方向发展，一切都很好。

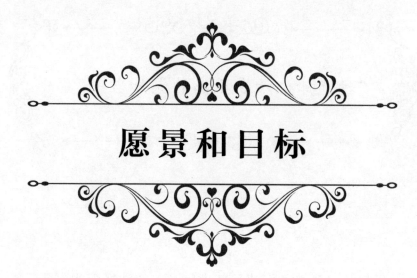

愿景和目标

爱，让我看清一切。

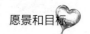

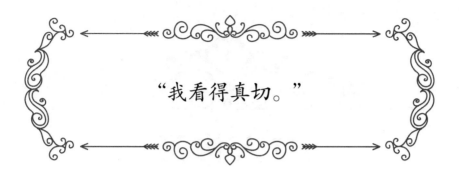

"我看得真切。"

　　我有清晰的愿景和目标。我内在的智慧总是引领我走向至善至乐的境界。我与广袤无边的生命相连接，在那里一切都是完美、圆满和完整的。我站在生命的核心，任其迁流变化。我渐渐发现，美好存在于每个人和每件事中。

与人沟通

无须造作，但须知道。

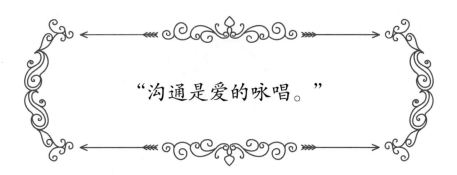

"沟通是爱的咏唱。"

　　充满爱地与人沟通是人们最幸福、最深刻的体验。如何才能做到呢？我花了不少时间研究，翻阅了大量书籍，开始明白生命的法则：生活会倾听我的所思所想，做出回应后再反馈给我。于是，我寻求它的帮助并开始观察自己。

　　不用批判和批评的眼光去观察别人，让我很快学会了充满爱地与人沟通。我相信什么？我有什么感受？我该如何回应？我如何能给予更多的爱？于是，我对生活说："教我如何去爱。"

人类社会

我与生命和谐相处。

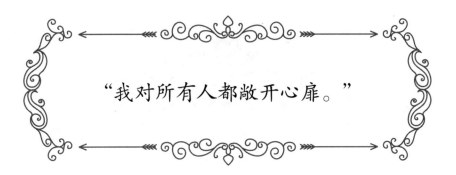

"我对所有人都敞开心扉。"

　　我认为是时候放弃固定思维，发展一种更广阔的人生观了。新的精神层面将我们联系在一起，我们开始认识到，在灵魂层面，我们是一体的。我们生于此世，我们已经在深层次上选择了成为这个星球治愈过程的一部分。

　　请记住，每当你有一个想法，这个想法会将你与志同道合的人连在一起。如果我们仍然停留在过去的批判、偏见、内疚和恐惧中，我们就无法提升到新的境界。当我们每个人开始练习无条件地爱自己和他人时，整个星球将被治愈。

比较

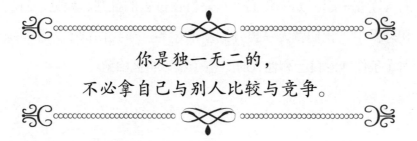

你是独一无二的，
不必拿自己与别人比较与竞争。

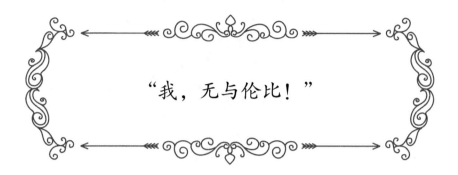

"我，无与伦比！"

    我来到这个世界，是为了学会无条件地爱自己、爱别人。尽管每个人都有可被衡量的东西，比如身高、体重，但我的价值远远超出我的外表。这个不能衡量的部分便是我力量的所在。

    与人比较，让我觉得自己不是高人一筹，就是低人一等，总是无法接受自己本来的样子，简直是浪费自己的时间和精力。我们都是独特、奇妙的存在，每个人都是不同的、特别的。我进入内在，与所有人合而为一的永恒的独特表达联系起来。物质世界的一切都在变化，当我随之变化时，我始终与内心深处的东西联系在一起，这比任何变化都要深刻。

意 识

我们看到的世界是内心的映射。

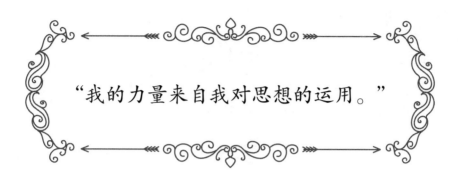

"我的力量来自我对思想的运用。"

我就是纯粹的意识，我可以随意运用我的意识。我可以选择意识的不同领域——匮乏、局限的领域，或者无限一体、和谐圆满的领域。意识是无限的，无论是消极的还是积极的。

任何时候，我都与生命融为一体，我可以尽情地体验爱、和谐、美、力量、愉悦，以及更多。我是意识，我是能量。我很安全。我不断学习，不断成长，不断改变我的意识和体验。一切都很好。

掌控

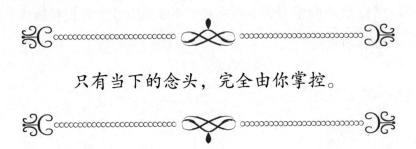

只有当下的念头，完全由你掌控。

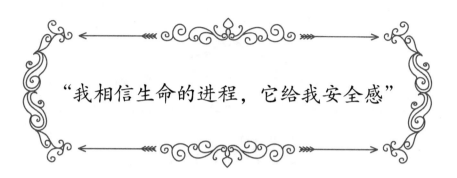

"我相信生命的进程，它给我安全感"

　　如果某件事让你感到无法掌控，那就立刻用肯定句对其进行积极的表述。一遍遍地重复，直到你走出来。

　　如果事情让你感到不对劲，你可以这样告诉自己："一切都很好，一切都很好，一切都很好。"当你的控制欲抬头，告诉自己："我相信生命的进程。"无论身处何种境遇，请不必担忧焦虑，因为你已经融入了生命之流。

创造自己

我认可自己的创造力，并以它为荣。

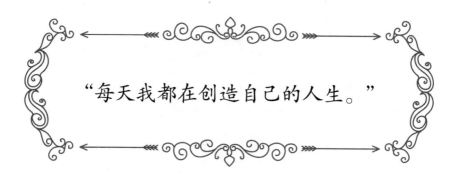

"每天我都在创造自己的人生。"

　　宇宙的创造力整天都在我身上流动，我所要做的就是知道我是宇宙的一部分。当创意以一幅画、一部小说、一部电影、一款新的红酒或一项新业务的形式呈现时，我们很容易发现它。然而，我每时每刻都在创造我的人生，比如更新我身体里的细胞，面对父母和他们的旧观念时选择的情绪反应，面对我现在的工作、银行账户的反应，与朋友之间的关系以及对自己的态度。

　　想象力是我最强大的天赋，通过想象力，我看到美好的事情发生在我和我身边的人身上。我感到平静，因为我和更高的自我共同创造我的人生。

批评

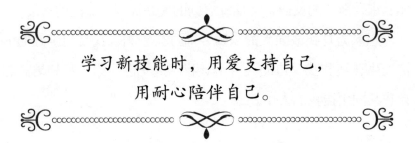

学习新技能时，用爱支持自己，
用耐心陪伴自己。

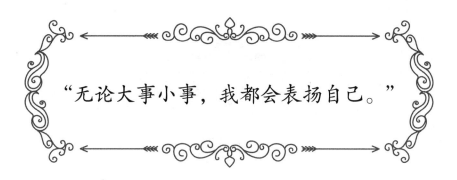

"无论大事小事，我都会表扬自己。"

　　我很棒。以前，我经常责备和批评自己，以为这样能改善我的生活。然而，多年的自我批评并没有给我带来任何改善。相反，批评似乎更加不利于改变和进步。所以，当我发现自己内心在喋喋不休地批评自己不够好或者做错了事的时候，我看到了我儿时的思维模式，并立刻用爱与住在我内心的小孩沟通。与其选择打击自己，我更愿意选择用表扬和认可来滋养自己，我知道我会逐渐成为一个充满爱心的人。

决断

超越局限思维，你可以做到。

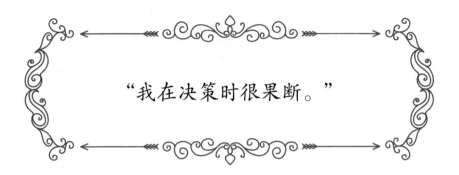

"我在决策时很果断。"

　　当你关心你的身体时，你会选择健康、有营养的食物。当你关心你的精神和情感时，你会选择那些让你内心坚强的想法。一个随意的念头没有多大用处，但反复出现的念头就像一滴滴水珠，最终汇流成河。重复地批评，以及匮乏和局限的思想，会让你的意识淹没在消极的深渊中。然而，不断思考真理、和平和爱，会让你浮出水面，轻松自在。那些将你与生命连为一体的想法，会让你更容易做出明智的决策并坚定地执行下去。

自 我 价 值

我值得拥有最好的人生。

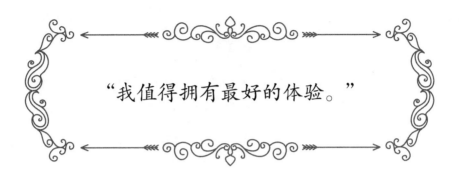

"我值得拥有最好的体验。"

所有人都值得拥有幸福和充实的人生。像大多数人一样，我曾经认为我只配拥有一点点美好，很少有人相信他们值得拥有全部的美好。不要给自己设限，大多数人都认为生命中的美好要靠条件来换取，比如把盘子里的菠菜吃了、打扫房间、整理头发、擦亮鞋子、保持安静，等等。虽然这些事情很重要，但与内在的自我价值没有半点关系。

我们需要知道自己已经足够好了，无须任何改变，就值得拥有美好人生。我展开双臂，用爱宣告：我值得拥有并接受一切美好。

吸收养分

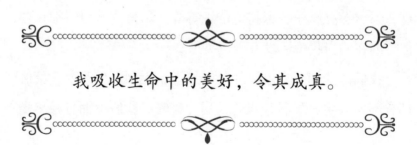

我吸收生命中的美好，令其成真。

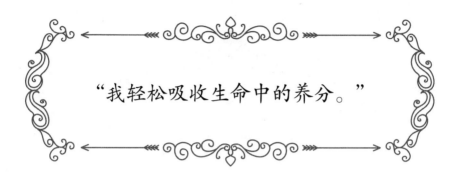

"我轻松吸收生命中的养分。"

　　我的吸收、消化和代谢都十分完美，我身体的细胞和器官准确地知道自己该做什么。为了帮助它们更好地工作，我选择有营养的食物，以及清晰、积极和充满爱的想法。

　　我身体的每个部分，都有一种心理模式。有时，我对一些新的体验难以吸收。然而，即便面临巨大的改变，我依然选择那些赞美我永恒生命的思想。我是一个非凡的、伟大的生命表达者。

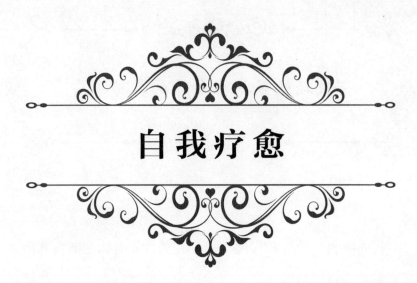

自我疗愈

我让爱给自己带来健康。

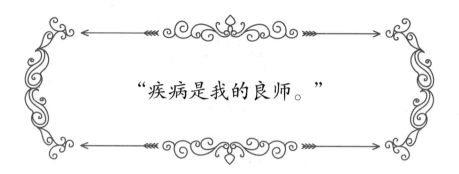

"疾病是我的良师。"

　　我拥有健康的思想和身体，这很自然。我能灵活地、轻松地学习新的事物，开怀大笑，适应并成长，这也很自然。出现疾病，意味着身体的某个部分对生命之流产生了抗拒，并失去了原谅的能力。

　　我把疾病看作一位私人老师，帮我获得更高的生命感悟。像所有老师一样，疾病是我前进中的推动力，当我上完这一课，就能进入自我疗愈的下一个阶段。地球上每个人都需要在生命的某个领域进行自我疗愈。我给自己创造了一个充满爱的环境，帮助我的身体、思想和灵魂保持健康。我的身体和思想，由我负责。

做 事

我喜欢我做的事情。

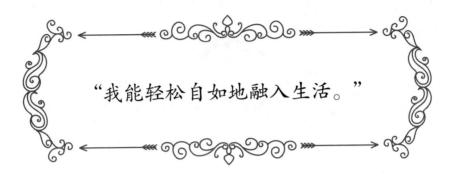

"我能轻松自如地融入生活。"

　　我随生命流动，并选择随缘看待其中的各种经历。做事的方法数之不尽，如果我做了很多事，我会很高兴。如果我只做了很少的事，我还是很高兴。如果我什么也没做，我依然很高兴。

　　我当下所做的一切都是完美的。没有什么事情是我"必须要做的"，有些事情也许应该去做，但我总有选择的权利。生活是一场冒险，而强大的内心永远是我们坚实的后盾！

指引

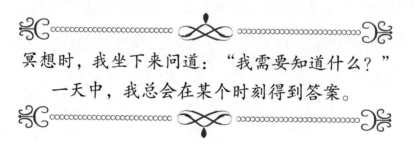

冥想时，我坐下来问道："我需要知道什么？"

一天中，我总会在某个时刻得到答案。

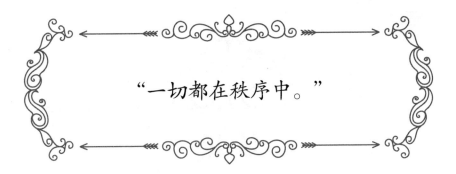

"一切都在秩序中。"

　　我十分确信，有一种远高于我的力量，每天、每时、每刻经流我的全身。我可以向这力量敞开心扉，并能随时从它那里获取我所需要的一切，人人都可以做到。我开始了解，向内探索是安全的，拓宽人生视野也是安全的。

　　如果事情的发展在某些方面不符合我的预期，也不代表是我不好或者做错了什么。那是一个信号，说明非凡的指引正在为我重新规划方向。这时，找一个安静的地方放松，让自己跟内在的智慧连接。

　　我确信智慧是取之不尽且触手可及的，我需要知道的任何事情，都会在完美的时空顺序中为我呈现。

梦 境

我的梦境愉悦且充满爱的体验。

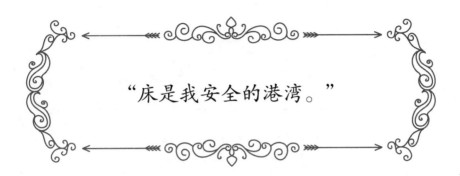

"床是我安全的港湾。"

　　晚上睡觉前，请远离新闻。新闻中往往充斥着各种灾难与不幸，你一定不想把这些带入你的梦境。清空大脑的工作是在梦境中完成的，你可以让你的梦境帮你解决你正面对的问题。早上，当你睁开眼睛，往往会得到答案。睡前，可以做些能帮你平静下来的事情。

　　你可以使用这些肯定句：我世界的每个角落都是安全的；即便在黑夜，我将入睡时，我也是安全的；我知道明天一切都会顺利；我的梦境充满喜悦；我醒来时感到安全；我喜欢醒来的感觉；如果我从梦中醒来，我愿聆听它的内容。

　　每天，你可以在睁开双眼之前进行心理技能练习。静静地躺在被窝里，对你舒适的床和你生命中所有的美好表示感谢。

晚 年 时 光

我享受每个年龄段。

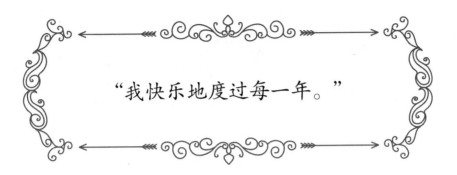

"我快乐地度过每一年。"

20 世纪初，人类的平均寿命是 49 岁，而现在大约是 85 岁，将来可能达到 125 岁。因此，是时候改变自己对晚年的态度了。我们不再接受那些陈旧的观念：老了就意味着生病和死亡，变得孤独和恐惧。

现在，我们开始学会对自己的健康负责。我们可以把握自己的思想，并创造比以往任何一代老年人更绚烂的晚年生活。我眼中的自己充满活力，健康快乐，精神抖擞，并且在有生之年会继续发挥余热。在这个年纪，我安详自在。当我开始步入宝贵的老年时光时，我让自己成为优秀的长者。我以身作则，帮助人们在不同年龄段都能活得充实。每个人都有能力为社会做出贡献，为后辈创造一个更美好的世界。

就 业

我值得一份丰厚的收入。

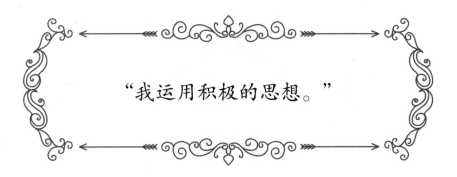

"我运用积极的思想。"

　　我和更高的自我是彼此的雇主。我内在的精神是一种强大的能力，它美妙、卓越且微妙，它让我拥有充实的工作。每天都崭新而不同，当我不再为生存而挣扎，我发现我对衣食住行和爱的需求都完全得到了满足。我让自己和他人都能获得不错的酬劳。我不必在无休止的竞争中挣扎，疲于奔命。不论做什么，我都遵从更高的直觉，并聆听内心的声音。

能 量

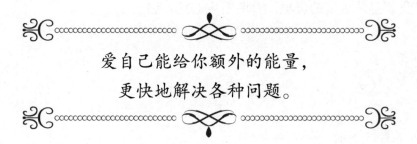

爱自己能给你额外的能量,
更快地解决各种问题。

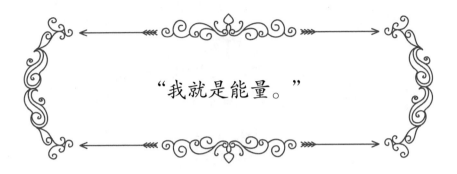

"我就是能量。"

　　我通过做自己喜欢的事情来释放能量。当我意识到我生命中爱的能量，就会摒弃那些令我身心疲惫的陈年旧怨。累了，我就休息，有时甚至让自己什么都不做。

　　今天，我释放出灿烂、奔放的能量。开怀大笑，高声歌唱，手舞足蹈，都是我最自然、本能的真情流露。我在内心开拓一片空间，让爱、乐观、愉快的思维模式不断萌发，在那里扎根、成长，并用积极的态度不断滋养它们。

觉 醒

我用爱见证一切。

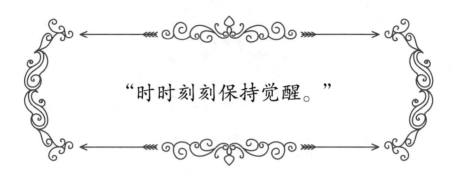

"时时刻刻保持觉醒。"

　　我每天早上都在为爱觉醒。我喜欢拓展思维，想象自己此时此刻已经是完美、圆满和完整的。我把心打开，接受一切美好，不再为自己的需求苦苦挣扎。

　　我知道我所需的一切都将应时而至。每当我想到更高的自我是坚实的后盾时，内心就无比平静。当我将意识与更高的自我同步，进入心流，便能对一切经历随缘处之。

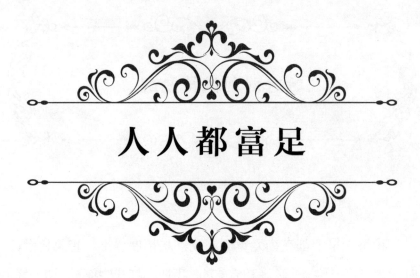

人人都富足

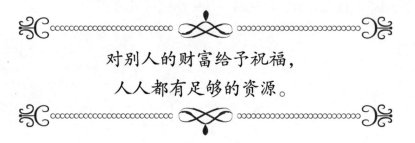

对别人的财富给予祝福，
人人都有足够的资源。

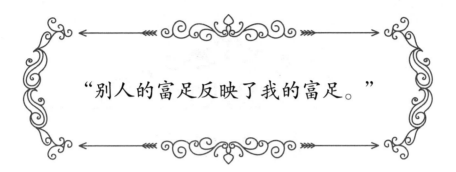

"别人的富足反映了我的富足。"

　　我的意识状态决定了我的富足程度。无限智慧总是对我说"可以"，所以我也对一切美好事物说"可以"。

　　当我富足时，我也大声地表达我的喜悦之情，并在我的精神世界腾出空间，迎接它进入我的生命。当我感恩自己拥有的一切时，我会变得更加富有。这对于天赋、能力和健康同样适用。我发现富足无处不在，并乐享其中！

拓 宽 视 野

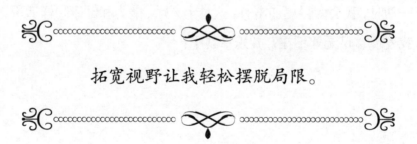

拓宽视野让我轻松摆脱局限。

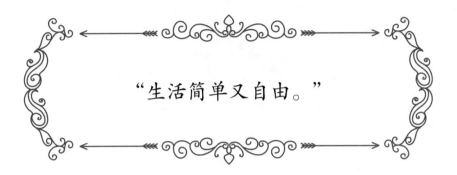

"生活简单又自由。"

　　我们在多大程度上愿意拓宽自己的思维和视野？其实，生活本来是简单且自由的，但我们的想法复杂且存在局限。如果我们放开自己，摒弃一些局限的思维模式，并学习新的思想，我们就能成长和改变。

　　或者，我们是否认为自己什么都懂了？如果真的这么想，便无法再成长或接纳新的思想。我们可以接受一个高于自己的力量和智慧的存在吗？或者我们认为自己就是一切吗？当然，这种想法会让我们战栗。如果我们意识到我们的精神是我们的力量和智慧，它一直支持着我们，生活就会变得简单又自由。

期许

不夹杂任何期许的爱，才是无条件的爱。

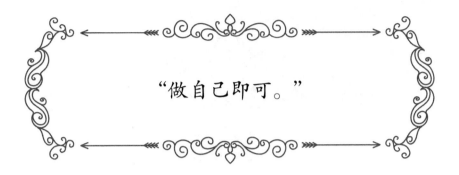

"做自己即可。"

此时此刻，我就是这样的我，我爱自己。当我这样想时，我感觉到胃部肌肉放松，脖子和后背的肌肉也在慢慢地放松。

以前，我拒绝爱自己，总是想除非我减肥成功、找到工作、找到爱人或挣到钱，我才能接受自己。但即便我都做到了，我依然不爱自己，我会给自己设定更多的目标。今天，我不再给自己设定任何期许！我享受"我就是我"这种美妙的感觉。

家 庭

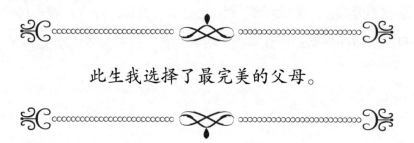

此生我选择了最完美的父母。

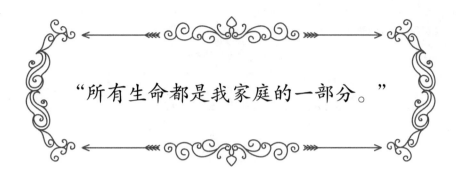

"所有生命都是我家庭的一部分。"

　　我用爱画一个圈，圈住所有的家人，无论他们在世与否。我确信美好、和谐的体验对每个人都意义非凡。无条件的爱织出永恒之网，它将所有人编织在一起，身在其中，我感到无比幸福。

　　祖先用他们当时的知识和理解尽力而为，而那些尚未出生的孩子们将来也会这样做。每天，我对自己的任务都更加明确，那就是放下旧家庭的局限观念，体会和谐。对我而言，家庭聚会是练习宽容和同理心的绝佳机会。

安 全

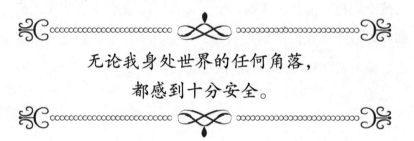

无论我身处世界的任何角落，

都感到十分安全。

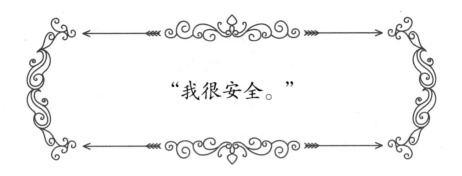

"我很安全。"

　　任何时候，我们都有机会选择安全或者恐惧。害怕时，我想到了太阳。虽然太阳有时会被浮云遮蔽，但它永远闪耀光芒。如同太阳一般，"一种无限的力量"永远照耀着我，尽管消极思想的云层可能会暂时遮蔽它。我选择记住"光"，我在光明中感到安全。

　　当恐惧降临时，我把它们看成天空中稍纵即逝的浮云，静待它们自行散去。我的恐惧不源自我，我不需要时刻保护自己，我很安全。我明白心灵的力量，所以每天伊始，我都默默地和自己的内心连接。当我感到害怕时，我会敞开心扉，让爱化解恐惧。

迷失

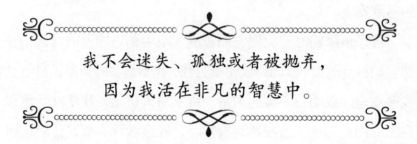

我不会迷失、孤独或者被抛弃，
因为我活在非凡的智慧中。

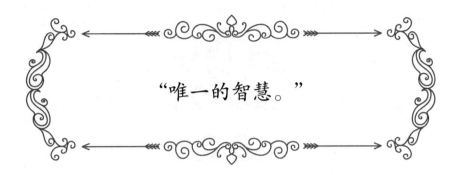

"唯一的智慧。"

　　当我感到迷失或者失去某种我需要的东西时，我停止恐慌的想法，开启内在的智慧，我知道在非凡的心智中什么都不会丢失。这智慧无处不在，存在于我身边的一切事物中，也存在于我所寻找的东西中。当下，它就在我心里。

　　我确信这唯一的智慧，会在完美的时空顺序中，将我和我所寻找的东西联系到一起。我不会被困住。一天中，我会经常放下这个局限的自我，并提醒自己到底是谁：我是由爱和无限智慧创造的、非凡且伟大的生命表达者。一切都很好。

感受

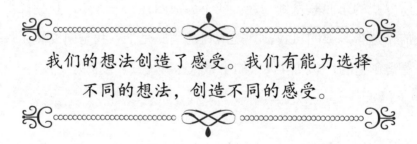

我们的想法创造了感受。我们有能力选择
不同的想法，创造不同的感受。

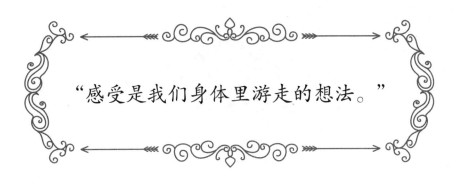

"感受是我们身体里游走的想法。"

　　我们可以重建自己的感受，因此我们要允许自己去感受情绪。许多人评判自己的感受，觉得"不应该"生气，但还是很生气，于是一直寻找应对这些感受的方法。有很多种安全的方法可以用来发泄情绪，比如捶打枕头、在自己车里大吼几声、跑步或者打网球。

　　我们可以对着镜子激烈争论，想象对方是那个让我们生气、受伤或者害怕的人。想象他们就站在我们面前，看着镜子，告诉他们自己最真实的感受，把我们憋在心里的话都说出来，最后说："够了，到此为止。我放开你，你走吧。究竟是什么信念导致这种局面？我该如何改变我的信念，以后才不会那么容易发怒呢？"这是一个不可思议的时刻，当我们吸取教训并在生活中前行时，对自己要温柔以待。

理 财

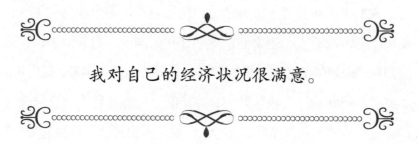

我对自己的经济状况很满意。

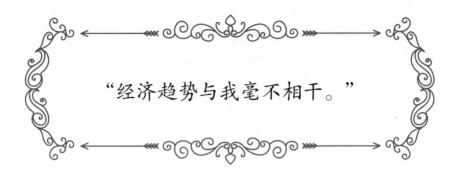

"经济趋势与我毫不相干。"

不论媒体和经济学家如何预测经济走向，我的收入都会不断增加。我能超越目前的收入水平，我的经济状况超过当前的经济预期。我不需要别人告诉我我能走多远，我能做什么。

我轻松地超越了父辈的收入水平，我不断拓展自己的理财意识，接受新的思想，采用新的生活方式，让自己活得更深刻、更充实、更舒适且更美好。我极具天赋和才干，并十分乐意与世界分享它们。我放下那些没必要背负的情绪，接受更高层次的财务安全。

89

修复人生

爱，能够修复人生。

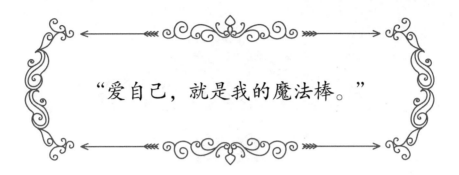

"爱自己，就是我的魔法棒。"

　　我一天比一天更爱自己，我对着镜子说："我爱你，爱你本来的样子。"我的人生越来越好，无须任何修补。我曾忙于修补我的人生——处理人际关系，努力增加收入，让自己的老板满意，让自己身体健康，让自己富有创意。

　　某天，我偶遇神奇的力量，我发现，如果我能真正地爱自己以及自己的全部，奇迹就会发生，我不必做什么，生活中的问题就会自然化解。从此，我改变了关注点，不再忙于解决问题，而是学会爱自己，相信上天会给我带来我所需要和渴望的一切。

食 物

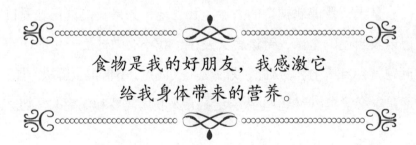

食物是我的好朋友，我感激它
给我身体带来的营养。

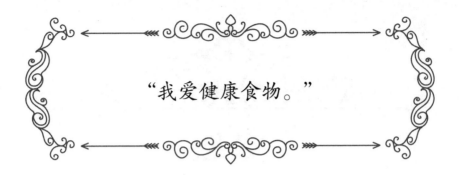

"我爱健康食物。"

　　无论是在家、在餐厅、在露营、在远足或者在公司午休，美味且有营养的食物总让我身心愉悦。我爱自己，因此，我很注重自己的饮食和它给我身体带来的感受。吃东西就是在给自己的身体补充能量。每个人的体质各异，因此我无法推荐适合你的饮食，帮你找到自己身体所需的营养，让自己保持最健康、最有活力的状态。

　　快餐偶尔可以吃，但不能像很多人那样把可乐、蛋糕以及方便食品这些食物作为主要饮食。学习基础的营养知识，既有趣又能激发我的活力。我喜欢烹饪并享受美味、健康和自然的食物。

宽 恕

宽恕是我随身携带的疗愈工具。

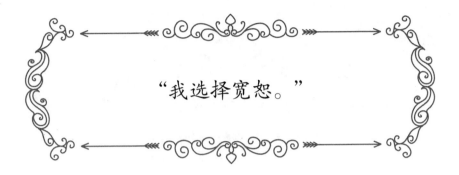

"我选择宽恕。"

　　当我选择脱去批评、恐惧、内疚、怨恨、羞耻所制成的沉重外衣时，我感到如释重负。这让我能够原谅自己，也原谅他人，彼此都得到解脱。我愿意放下对过往的纠结；我拒绝徘徊在过去的记忆里；我原谅自己长期背负的过往负担；我原谅自己不懂得如何爱自己和他人。

　　每个人都要对自己的行为负责，我们给予生活什么，生活就会回报我们什么。因此，我无须惩罚任何人。我们都要服从自我意识的法则，包括我在内。我将自己内心不肯宽恕的部分清理干净，让爱进来，于是，我治愈了自己。

选择的自由

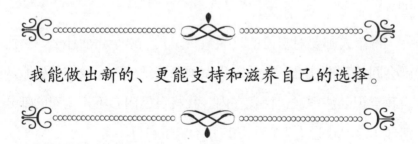

我能做出新的、更能支持和滋养自己的选择。

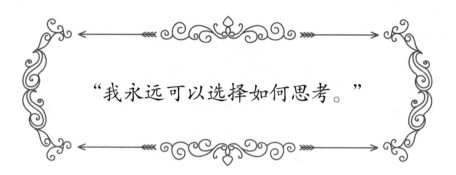

"我永远可以选择如何思考。"

　　除非我放弃选择，否则没有任何人、任何事物可以凌驾于我的思想，因为"我"是我头脑里唯一的思考者。我有绝对的自由选择如何思考，我可以选择以积极的方式看待人生，而不是对自己或别人生气抱怨。

　　抱怨自己缺少什么，也是一种看待问题的态度，但这样做于事无补。如果我爱自己，并发现自己处于消极的情境，我会对自己说："我愿意放弃自己意识中造成这种局面的思维模式。"我们都做过消极的选择，但那不代表我们是坏人，也不代表我们要受困于这些选择。我们总是可以选择放弃以前的判断。

付 出 与 收 获

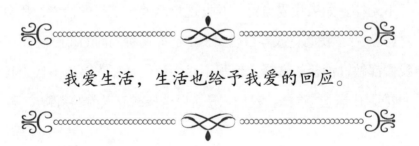

我爱生活，生活也给予我爱的回应。

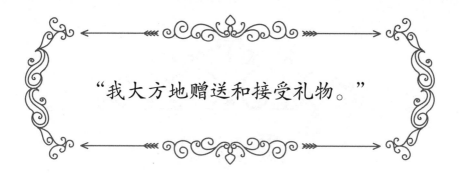

"我大方地赠送和接受礼物。"

　　感恩和接纳就像强大的磁铁，时时刻刻都在创造奇迹。如果有人赞美我，我会微笑着表示感谢。赞美是给予成功的礼物，我学会了大方地接受它们。今天，是生命赐予我的礼物。我展开双臂，接受今天生命给予我的全部成功，我可以在一天中的任何时候接纳它。

　　我知道有时候，生命给予我的东西是我无法回报的。我想到了很多人，在我无力回报的时候，他们给了我巨大的帮助。后来，我也有能力去帮助别人，生命就是如此循环着。我放松自己，对当下的丰足深感欣喜。

爱自己

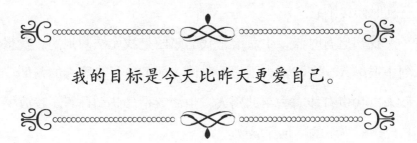

我的目标是今天比昨天更爱自己。

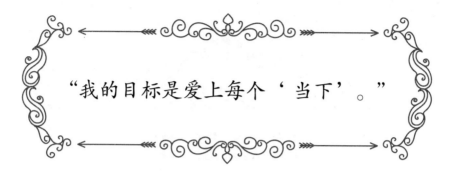

"我的目标是爱上每个'当下'。"

　　不论是去菜市场，去办公室，去周游世界，还是待在家里，我都把爱放入自己每天的日程之中。我们来到这世上的目的之一，就是帮助治愈这个世界。因此，我们从疗愈自己开始。

　　我们所到之处，就是我们世界的中心，我们的思想就像池塘里的涟漪一般散发出去。当我们用平和的念头在心中创造一片和谐，然后将这能量输送到世界各地，它将影响不同的人和事物，它们释放出的波动将得到感知和回应。让我们确保自己释放和谐与爱的光芒。

谈论是非

我只分享好消息。

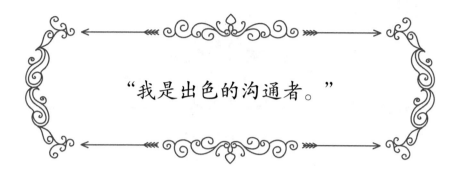

"我是出色的沟通者。"

当我意识到议论别人会对人们造成伤害时，我决定不再那么做，然后我发现连续三周我跟大家都无话可说。于是我明白，对身边的人应多加赞赏，同时我也会得到赞赏，这就是生命的法则。如此一来，无论我走到哪里，美好的共鸣都会跟随着我。

我喜欢花时间为他人着想，并十分享受以激励和启发的方式与人交流。我们付出什么就会得到什么，因此我很注意自己的言语。当我听到一个消极的故事，我不会再转述给别人；但如果是积极的故事，我会跟所有人分享。

负罪感

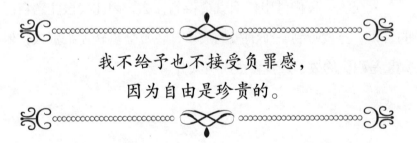

我不给予也不接受负罪感，
因为自由是珍贵的。

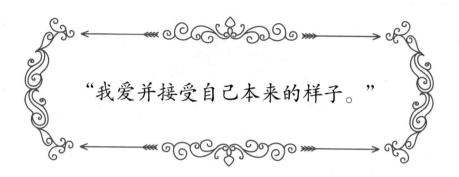

"我爱并接受自己本来的样子。"

这个肯定句对消除负罪感很有帮助。小时候,大人会通过制造负罪感让我乖乖地听话。"不许那样做""不许那么说""不,不,不!"也有人用这种方法来约束人们的行为举止,如果"行为不端",就会"下地狱,被烈火焚烧"。

我原谅这些人,原谅我的父母,也原谅我自己。我们每个人都生活在沉重的负罪感之下,以各种理由指责自己"不够好"。今天是崭新的一天,让我们拿回自己的力量。我选择无条件地爱并接受自己。

头痛

此刻的我就是最好的我。

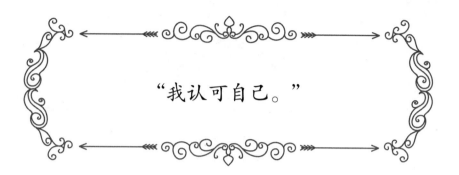

"我认可自己。"

导致头痛的心理模式是：非要觉得自己有错。下次你头痛时，问问自己："我是怎么让自己感到有错的？我刚刚做了什么让我非要打击自己不可？"我学会了聆听自己内心的对话，当负面思想出现在我脑海中，说"我不够好""我做错了事"，我意识到那是我儿时的思维模式，于是我马上用爱与住在我内心的小孩沟通。

与其用批判的方式打垮自己，不如选择用充满爱的认可来滋养自己。如果我意识到有事情让我感到压力，我会寻找不同的方法去处理这种压力。我认可我自己。

疗 愈

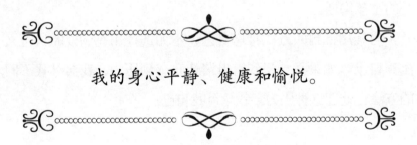

我的身心平静、健康和愉悦。

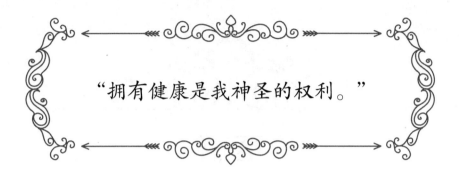

> "拥有健康是我神圣的权利。"

　　我愿意接受世间一切疗愈的能量。我知道我身体里的每一个细胞都具有智慧，知道如何自我修复。我的身体一直努力保持健康，现在，我把所有影响我恢复健康的障碍全部释放干净。

　　我学习营养知识并开始吃有益健康的食物。我查看自己的想法，只留积极正面的念头。我释放并消灭所有关于仇恨、嫉妒、愤怒、恐惧、自怜、惭愧和内疚的念头。我原谅所有我认为伤害过我的人。我原谅自己曾经伤害过别人，原谅自己过去没有更爱自己。

　　我爱我的身体。我把爱给予我身体的每一个器官、骨头、肌肉和组织。我用爱灌溉我身体的每一个细胞。我感谢我的身体，因为过去它一直让我拥有健康。我接受此时此刻的疗愈和健康。

至 善

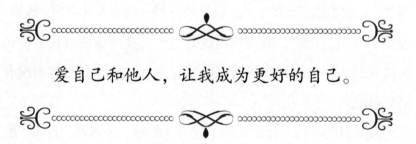

爱自己和他人，让我成为更好的自己。

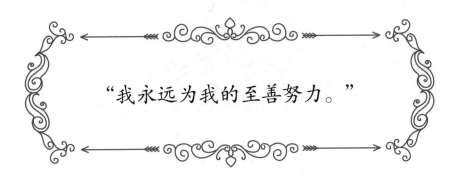

"我永远为我的至善努力。"

　　创造我的力量与我共同创造的力量是一样的，这种力量只想让我表达和体验我的至善。我尽最大努力让"真我"成为最重要的东西，并让它掌控一切。这样，才是真正地爱"自己"。它能让我迎接更多可能性、自由和快乐，以及每天不期而遇的奇迹。我的至善不止对我，也包括他人，这才是真正意义上爱的行为。

节 日

我享受节日时光。

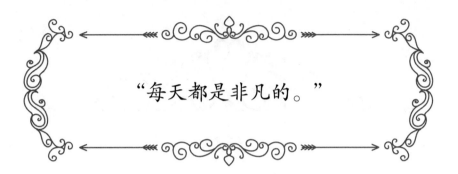

> "每天都是非凡的。"

　　节日应当和朋友一起度过，共同反思生命的过程。节日之际，我总是去聆听内心的声音，深知此时此地，我所做的事情是正确的。我尽情享受派对和节日聚会时光，同时也确保自己的安全。节日中有欢声笑语，有我对诸多祝福的感恩。

　　我与住在我内心的小孩连接，在节日一起做些事情，只有我们两个。当我选购节日礼物时，我很容易选到我需要且价格合理的礼品，每个人都喜欢我送出的礼物。

家

我内心的家与外在的家都美丽且安静。

"心即是家。"

　　心安之处，即是归家。不论我居住在哪里，都能保持内心安住。当我们懂得爱自己时，会给自己找到一个安全且舒适的家，也感觉到住在自己身体里十分自在。

　　家，反映了我们内心的状况和我们对自身价值的看法。如果家里乱七八糟，令人无法忍受，那就从某个房间的某个角落开始打扫。就像对待我们的想法一样，一次先改变一个想法。最终，整个家都会变得整洁。当我们这么做时，提醒自己：我们同时也是在打扫自己心灵的房间。

家务

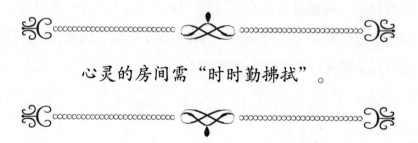

心灵的房间需"时时勤拂拭"。

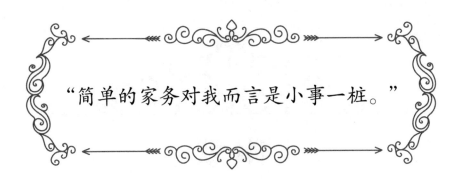

"简单的家务对我而言是小事一桩。"

我会让做家务变得有趣，我可以从任何位置开始打扫，优雅地穿梭于不同的房间。我把垃圾丢掉，给心爱之物掸去灰尘。我们都有自己的一套信念，它就像一把舒适、熟悉的阅读椅，我们习惯性地一次次坐在上面。这些信念创造了我们的经历，有些带来了美妙的体验；还有些，就像一把不再舒适的椅子，我们却不忍弃之。

我知道我可以摒弃旧的观念，并选择可以显著提高生活品质的新的观念，这个过程就像做家务一样。我要经常打扫房间，否则总有一天我会住不下去。这样说并不是让我们热衷于打扫房间，而是的确有打扫的必要。无论是外在的家还是内心的家，我要让每个房间都充满爱。

幽 默

我喜欢开怀大笑。

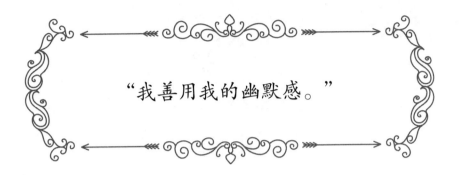

"我善用我的幽默感。"

潜意识是没有幽默感的。如果我开自己的玩笑或者贬低自己，然后说："别当真，只是个玩笑罢了。"我的潜意识依然会把它当真并做出相应的反应。如果我开玩笑贬低别人，或者玩笑中夹带着歧视，我依然逃不出"付出什么就会得到什么"这个法则。因此，我学习如何善用我的幽默感。

生活中的很多玩笑完全没必要基于对某个人或团体的诋毁。我们运用幽默感，依然是为了将这个世界变成一个更有爱、更安全的地方。

饥饿

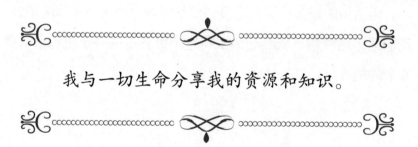

我与一切生命分享我的资源和知识。

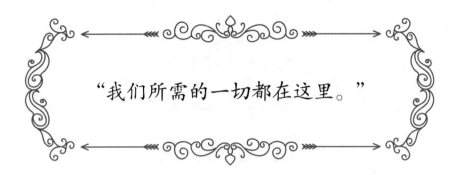

"我们所需的一切都在这里。"

　　我看见饥饿、贫穷和苦难的大门正在关上，公平分配资源的大门正在开启。这个世界无比丰饶，足够养活所有的人。然而，许多人仍在挨饿，问题不在于缺少食物，而是缺少爱。

　　人们有意识地选择相信物质是匮乏的，并觉得自己不配拥有美好生活。我们必须帮助所有人改变他们的意识。施予别人饮食固然很好，但不能解决根本问题。教会一个人如何填饱肚子，才能让他此生都不再挨饿。

免疫系统

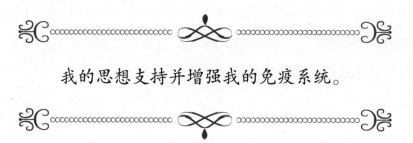

我的思想支持并增强我的免疫系统。

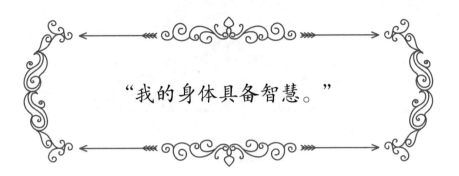

"我的身体具备智慧。"

　　我越来越善于每天都无条件地爱自己。我相信我的意识状态决定了我会"感染"什么疾病。如果"生活不易，我总受到不公平的待遇"，或者"反正我不怎么样，能有什么区别呢？"这些是我的潜台词，我的免疫力（它和我的想法和感受息息相关）就会下降，也更容易感染各种病菌。但是，如果我相信"生活是快乐的，我值得被爱，我的需求总是得到满足"，免疫系统便得到了支持，身体就更容易抵抗各种疾病。

进步

内在进步一定会提高我们的生活品质。

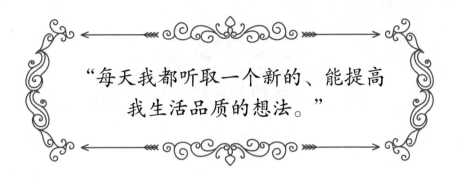

"每天我都听取一个新的、能提高
我生活品质的想法。"

作为一个普通人，我却有着无比复杂的观念体系。我正学着如何透过表象，去触及我所有心结背后的爱。在学习、成长和改变的过程中，我对自己友善且耐心。当我在内心层面跟自己和解时，生活似乎变得更加轻松。当我不再把自己看成一个差劲的人，我就可以做出改变，认识到这一点很重要。

我以前一直认为，要想做出改变，必须先承认自己不好或者自己有错，我认为这是做出改变的必要前提。但实际情况不是这样，这只会让问题雪上加霜。当我用爱接纳自己，我所渴望的积极改变更容易实现，之后进步就是自然而然的事。

收入

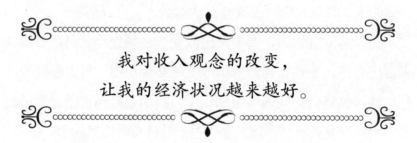

我对收入观念的改变，
让我的经济状况越来越好。

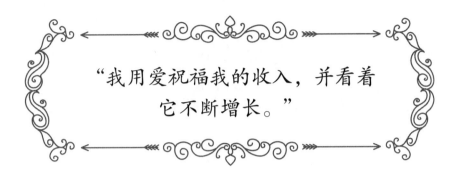

"我用爱祝福我的收入，并看着
它不断增长。"

　　我有足够的收入。每天我爱自己多一点，于是，我就有了
更多的收入来源。富足没有限制，它可以通过多种形式和渠道
实现。有些人限制了自己的收入水平，并表示自己靠固定收入
生活，但是谁决定了你的收入是固定的?

　　有些人觉得，他们的收入不该超过自己的父辈，或者不该
比父辈创造的价值水平更高。我爱我的父母，但这不影响我比
他们收入更高。每个人所创造的收入都源自那唯一、无限的宇
宙，我目前的收入水平反映了我的信念和价值，那不是一种索
取，而是让自己去接受。我接受健康且源源不断的收入。

生命

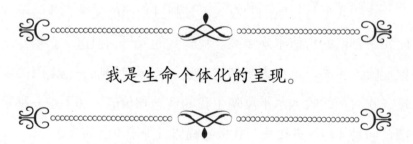

我是生命个体化的呈现。

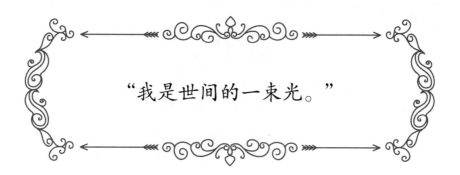

"我是世间的一束光。"

　　我跟随自己内在的光芒，并以独特的方式熠熠闪耀。我的生命无比珍贵。我有着美丽的灵魂，我还拥有身体和独特的人格，但最核心的是我拥有独特的灵魂，我的灵魂恒常存在，以前如此，未来亦是。

　　我的灵魂也具有很多个性，并在生命中承担很多责任。我的灵魂不能被伤害或毁灭，它只会在各种人生经历中走向圆满。生命中有太多东西我无法体悟，我永远无法得知所有的答案。但是，我越是让自己理解生命是如何运作的，就越能支配更多的力量和能量。

经验教训

我让经验教训变得简单有趣。

"我愿意学习。"

　　每个经验教训的背后都隐藏着爱，我学着把它找出来。我们每个人都是来这里学习的，我正在学习自己的想法和经历之间的关系，并用我拥有的知识和理解力尽最大的努力学习。

　　吸取"教训"要与愿意改变相结合。内在的自我是恒常不变的，因此，改变的只是这个暂时的外在形式的我。我以前被灌输的思想很难改变，现在我知道，改变困难与否，选择在我。我可以抗拒、否认、发怒、拒绝，但最终我还是会吸取教训，因此，不如一开始就欣然接受。

失去

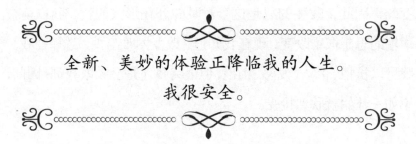

全新、美妙的体验正降临我的人生。

我很安全。

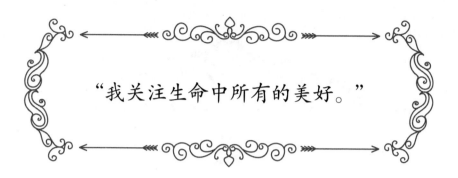

"我关注生命中所有的美好。"

我知道美好存在于每个角落，即便在最糟糕的情况下，小小的美好依然忽隐忽现。失去工作、失去所爱的人、失去健康，都会迫使我直面自己最大的恐惧，我为此感到恐惧是很正常的。但我知道，自然界容不下真空，该来的总会来，该走的也会走。于是，我深呼吸，相信生命总会满足我的需求。我在学习信任它，生命爱我，永远不会让我失望。现在所发生的一切都是对我最好的安排。

爱

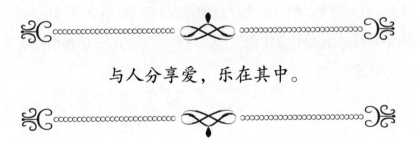

与人分享爱，乐在其中。

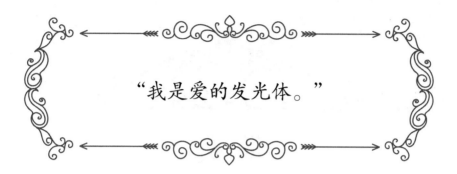

"我是爱的发光体。"

　　我的内心深处蕴含着无限的爱，取之不尽，用之不竭。我的爱，这一辈子也用不完，因此，我也不必省着用，我可以一直慷慨地将爱给予他人。

　　爱具有感染力，我释放出的爱会成倍地回到我身边。付出的爱越多，得到的爱也越多。爱别人，是我来到这个世界的初衷。我满载着爱而来，终其一生，我都要分享我的爱。当我离开时，内心依然圆满且幸福。如果我想要更多爱，那我就要给予更多爱。爱是我，我就是爱。

消 费

我所有的财务事宜都得到了妥善的安排。

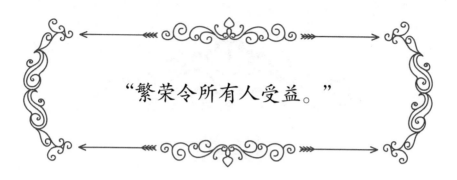

"繁荣令所有人受益。"

　　我很高兴我正处于人生的一个阶段——可以贡献消费的阶段。当我去购物时，能够在消费中促进繁荣，让我感到兴奋。当需要花一大笔钱时，我敞开心扉，让爱流入交易的方方面面。

　　购买大型家电、汽车，甚至一套房子，对我来说，以及对销售人员、银行工作人员、会计人员和其他相关人员来说，都是一项顺利的操作。相关文件会整理得井然有序。我感到高兴的是，我有能力明智地处理自己的钱。

　　我活在当下，跟随自己的心，让满足流过我身体的每一个细胞。

操控

更高的自我不会被操控，也没有负罪感。

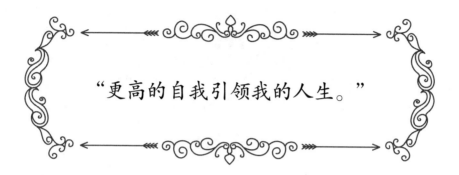

"更高的自我引领我的人生。"

　　我来到这个世界不是为了取悦别人，或者按照别人的方式生活。我来这里是为了学会无条件地爱自己和他人，除非我愿意，没有人能操控我的思想。当我还不了解自己时，我倾向于成为别人想让我成为的样子。因此，我很愿意学着了解自己。

　　我知道我不必勉强自己去迎合别人的情感，我也不必对别人做同样的事。当有人想操控我时，我必须跟自己内心的小孩联系起来，向它保证我爱它，我们能共渡难关。我呼唤更高的自我，并接受它的爱与智慧。

冥想

我珍惜冥想的时间。

冥想

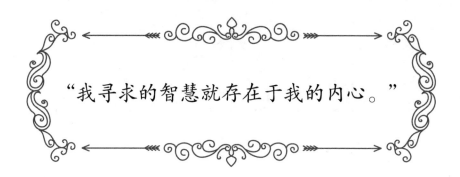

"我寻求的智慧就存在于我的内心。"

　　每天，我至少静坐一次，向内看，智慧和知识都在那里，就存在于呼吸间。我所能想到的所有问题都早有答案，它们就在那里静静等着我。我乐于冥想，静静地坐着，深呼吸，放松身体，安住于平静的内心。过了一会儿，我回到现实，神清气爽，焕然一新，并准备好面对人生。

　　每天都是一次愉快、全新的冒险，因为我选择聆听我内在的智慧。这智慧随时可用，它源于本质，那宇宙时空变化背后的本质。当我冥想时，我将自己和内心深处恒常不变的部分相连。在这里，我就是能量，就是光芒，我就是已知的答案。我是永恒的存在，存在于此时此处。

141

金钱

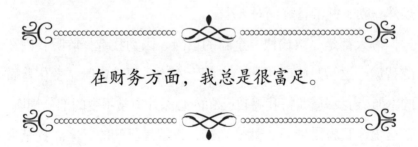

在财务方面，我总是很富足。

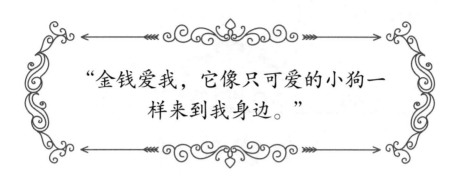

"金钱爱我,它像只可爱的小狗一样来到我身边。"

金钱只是一种交换方式,一种给予和接受的形式。我对生命有所给予,生命便会以各种形式大量地回馈于我,其中包括金钱。我在经济上总能得到保障,我很愉悦地处理我得到的金钱,一部分存起来,一部分花掉。我消除了负债和内疚,以及任何其他消极的以贫困为导向的想法,建立信用对我来说很容易。我带着爱支付我的账单,并感激给我带来富足的真正源头。

金钱焦虑

金钱可以是我最好的朋友。

"谈钱很轻松。"

　　这句话通常会激怒我们，尤其当我们为钱发愁的时候。我们对金钱的信念如此根深蒂固，以至于一谈到钱人们就容易情绪波动。在给人上课的时候，我发现探讨关于性的课题要比金钱课题轻松多了。当有人挑战我们对金钱的态度时，就很容易被激怒。注意你对金钱真正的感受，你可以看着镜子对自己说："关于钱，我最大的担忧是＿＿＿。"然后放松，让感受自然升起。

　　也许你会听到"我养活不了自己"，或者"我会变得跟我爸一样穷困潦倒"，或者"我会吃不上饭，露宿街头"，或者"我就是不信任自己"这些说法。认真聆听，并把它们写下来。你可能会感慨："天呐，看看我内心的潜台词！这些消极的想法会阻碍我成功。"

　　找出是哪些观念阻挡了你的财源，然后改变这些观念。与其想着"我会挨饿"，不如学着爱自己并改变想法。

哀悼

面对所爱之人的逝去，我选择淡然处之。

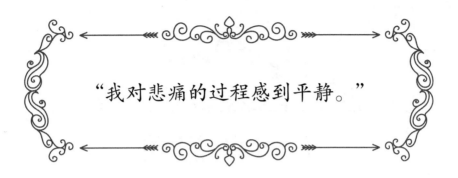

"我对悲痛的过程感到平静。"

　　哀悼过程至少需要一年时间，我不得不独自走过曾与这个人共度的那些节日。我给自己时间和空间经历这个生命中自然且正常的过程，我温柔地对待自己，让自己经历这份悲伤。一年之后，悲伤将渐渐消散。

　　我知道我没有真的失去谁，因为我不曾真的拥有谁。并且，我与他灵魂相连。此刻，我被爱包围，无论他们身处何方，我也用爱包围他们。人人皆有一死。树木、动物、飞鸟、河流，就连恒星也有生灭，我也不例外，所有这些都在完美的时空顺序中显现。

全 新 的 思 维

每个当下都是全新的起点。

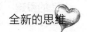

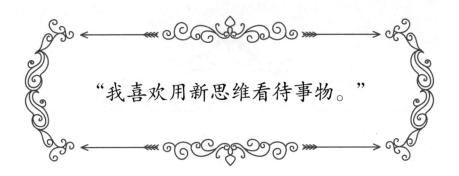

"我喜欢用新思维看待事物。"

我们总是在旧观念和新思维之间左右摇摆。在这个过程中，要有耐心，与其自我打击，困于原地，不如让自己强大起来。你所想的和你所说的一切，都是一种确认，一定要注意你的想法和言语，因为你可能会发现，这其中有很多想法和言语都是消极的。

很多人都倾向于用消极的眼光看待人生。比如，下雨天，他们会说："这真是糟透了的一天。"事实并非如此，不过是个雨天而已。其实，只要稍微改变一下思维模式，你就能创造美好的一天。学会乐于放下旧的、消极的思维模式，并用一种全新的、积极的方式看待问题。

营养

我的健康由我负责。

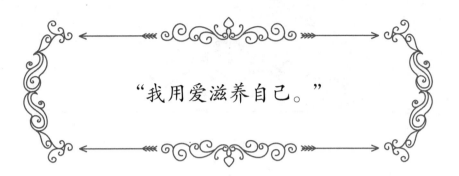

"我用爱滋养自己。"

　　我足够关爱自己，并用最好的东西滋养自己。我的生命是珍贵的，所以我研究营养学，并尽力照顾好自己。每个人的体质不同，因此，我只研究那些最容易被我的身体吸收的东西。一切跟食品饮料相关的东西，我都去研究。

　　我关注自己吃了什么，喝了什么，并且我注意到有的食品和饮料并不适合我的体质。如果我吃了某种东西，一小时后便昏昏欲睡，我就会知道，这种食物现在对我的身体无益。我寻找能给我提供优质能量的食物。我爱并感恩我所吃的食物，它们给我带来营养和滋润，我感到健康、幸福，这感觉好极了。

衰老

我选择坦然面对衰老。

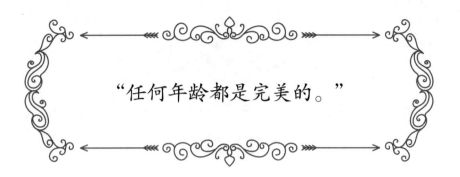

"任何年龄都是完美的。"

　　生命中的每一阶段都很特别、很珍贵，充满了奇迹。作为一个老人，就像作为一个孩子一样特别。但是，我们却如此恐惧衰老。我们把变老看得非常恐怖，但它只是最平常、自然的一件事。我们创造了一种崇尚年轻的文化，这对大家并无益处。

　　我期待着自己慢慢变老，无论什么年纪，我都选择爱自己。虽然变老了，但不意味着我一定会生病，会变得虚弱。我不想让身体连着各种医疗设备，也不想在痛苦中度日，并以这样的方式等待死亡。到了该走的时候，我会轻轻地走。也许我会选择到床上小憩，然后平静地离开。

旧 伤

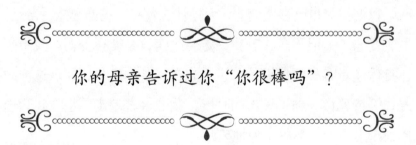

你的母亲告诉过你"你很棒吗"？

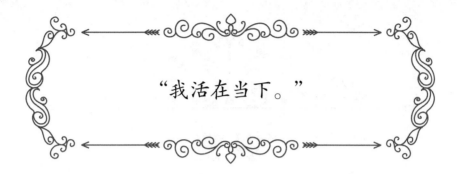

"我活在当下。"

　　来自儿时的"旧录音带"曾经控制着我的人生。很多人脑子里存储着约2.5万小时来自父母的录音带，里面包含了许多负面信息、批评以及"你应该如何如何"。我选择删除它们，并录制全新的、积极的信息。我倾听自己内心的想法，如果某个想法让我感到难受，我会修改它，并重新录制。你不必老老实实地服从那些旧的观念，你可以修改它们，重新录制。

　　我知道我是个有能力的人，并值得被爱。我真的相信我值得拥有美好人生。我带着使命来到此生。我有能力抹去那些负面信息，因为那些信息并不代表真正的"我"。

规 整

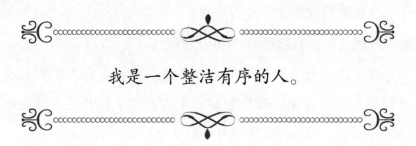

我是一个整洁有序的人。

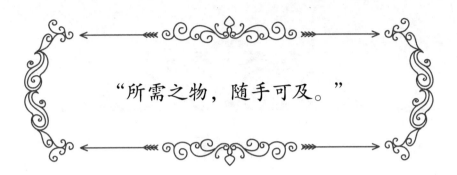

"所需之物，随手可及。"

　　我很喜欢整理自己的物品，需要用什么，马上就能找到。从天上的星辰，到我柜子里的衣服，书桌上的文件，一切都在秩序之中。我喜欢每天例行公事的仪式感，这让我的身体和思维都得到了锻炼。

　　当我的生活井然有序时，我才有时间发挥创造力，接受新观点。尽管如此，我的日常生活是灵活、有趣的，这能有效地帮助我完成此生的使命。总之，一切都处于完美的秩序中。

疼 痛

爱能化解疼痛。

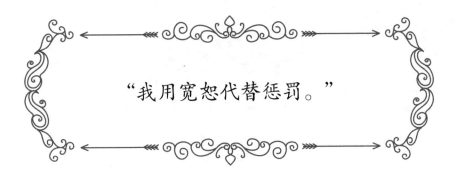

"我用宽恕代替惩罚。"

　　"更高的我"教我如何对疼痛免疫。我正在学习对疼痛做出反应，就好像它是一个闹钟，告诉我要唤醒自己的内在智慧。当我感到疼痛时，便即刻开始心理工作。我会用"感觉"这个词来替换"疼痛"，我的身体正经历许多"感觉"。这个词的小转变，帮助我把意识集中在治疗上，这有助于我更快地康复。

　　我知道，当我稍微改变一下我的思想时，我的身体也朝着同样的方向改变。我爱我的身体，也爱我的思想，我很感激它们如此紧密地联系在一起。

父 母

父母是伟大的人。

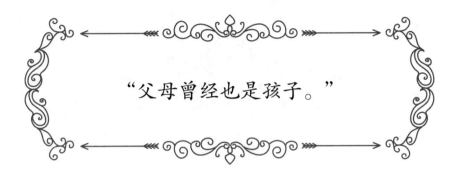

"父母曾经也是孩子。"

现在的我能养活自己，独立思考，能给自己父母不能给的东西。我对他们的童年了解得越多，就越能看清他们的局限。没有人告诉过他们如何为人父母，他们的局限源自他们的父母。

父母问题是我们每天都要面对的，最好的方法就是爱他们本来的样子，并肯定他们也爱我们本来的样子。我不会让父母成为我人生消极的部分借口。我用爱祝福他们，愿他们得到想要的幸福。

耐 心

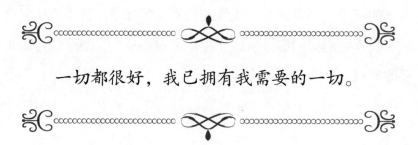

一切都很好，我已拥有我需要的一切。

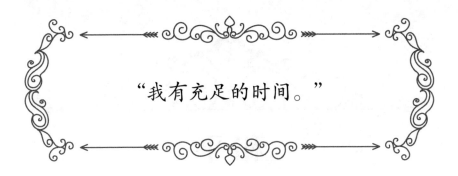

"我有充足的时间。"

当我不耐烦的时候，我知道，那是因为我不想花时间去吸取眼前的教训。我想马上完成这件事，或者正如我曾听说过的："即刻满足也不够快。"但总有需要学习、知道的东西。

耐心是对生命过程保持平和，知道每件事都在完美的时空顺序中发生。如果我现在没有完成某件事，那意味着还有更多需要我知道并且去做的事情。失去耐心并不会加速这个过程，只会浪费时间。于是，我深呼吸，向内看，并问自己："我需要知道什么？"然后，我耐心地等待帮助，因为帮助一直围绕着我。

和平

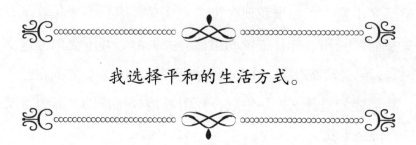

我选择平和的生活方式。

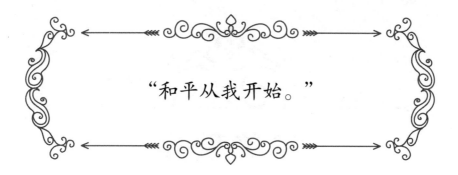

"和平从我开始。"

　　如果我想生活在一个和平的世界里，那么我就要确保自己是一个热爱和平的人。不论别人怎样做，我内心都应保持平静。在混乱和疯狂中，我宣布世界一派和平。我用和平与爱包围所有困境，我向世界上所有动乱的地区致以和平的祝福。

　　如果我想让世界变得更好，那么我需要改变我看待世界的方式。现在，我愿意以一种非常积极的方式看待生活。我知道和平始于我的思想，只要我保持这种态度，就会和志同道合的人联系在一起。我们将共同努力，为世界带来和平与富足。

完美秩序

我的生命处在深层次的秩序中。

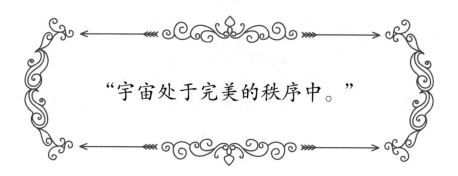

"宇宙处于完美的秩序中。"

日月星辰都在完美神圣的秩序中运行。他们有秩序、有节奏、有规则，并在各自的轨道上运行。我是宇宙的一部分，因此，我知道我的生活也是有秩序、有节奏、有规则的。

我的生活有时看似混乱，但我知道，在混乱的背后存在着秩序。当我厘清思绪，吸取教训时，混乱就会消失，秩序便会恢复。我相信我的生活处于完美的秩序中。在我的世界里，一切都很好。

完美

我们是拥有人类体验的灵性生命。

完美

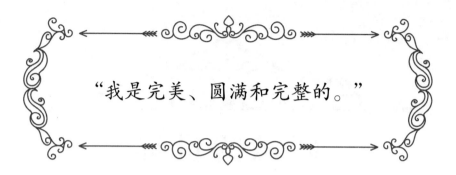

"我是完美、圆满和完整的。"

小婴儿从不会觉得"我的屁股太大了"或者"我的鼻子太长了"。婴儿知道自己很完美，我们都曾经如此。我们那时很自然地知道自己是完美的，随着我们的成长，便开始怀疑自己，试图变得完美。这是无法实现的，因为我们原本就是完美的，我们只需认识到这一点。

尽管我们没有任何问题，却给自己制造紧张和压力。因此，要再次确信自己是完美的生命体现，我们的世界真的一切都很好。

圆满的世界

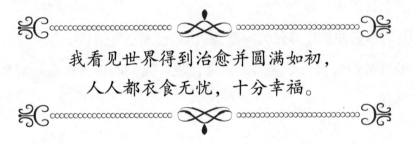

我看见世界得到治愈并圆满如初，
人人都衣食无忧，十分幸福。

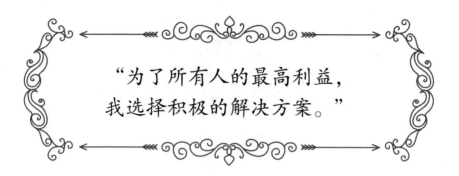

"为了所有人的最高利益，
我选择积极的解决方案。"

　　我能做很多对这个星球有益的事，我可以把精力或财力投入某项事业，或者，我可以运用自己思想的力量来帮助治愈这个星球。如果我听到全球性灾难或暴力事件的报道，我会用积极的态度思考。我知道，对那些应为此负责的人表达愤怒是于事无补的。所以，我即刻用爱来审视整个事件，并确信它会带来好的结果。

　　我发送正面的能量，将其视觉化，并看到事情正以最快的速度得到解决，且解决方案对所有人都有利。当所有人都得到治愈，我们才会生活在一个圆满的世界。

地 球

我爱这个星球。

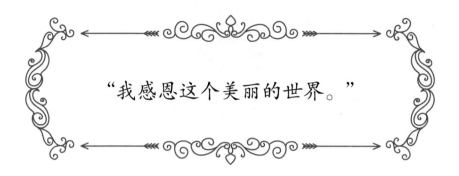

"我感恩这个美丽的世界。"

地球是位智慧、慈爱的母亲，给予我们想要一切，并满足我们所有的需求：水、食物、空气和陪伴。这里有各种动物、植物、鸟类、鱼类和令人叹为观止的美丽景色。然而这些年，我们却没有善待这颗星球，我们几乎用尽了她宝贵的资源。长此以往，我们将失去栖身之所。

我承诺爱护地球上的生命，并改善生命的质量。我思想明确，充满爱与关切，随时随地，不吝善举。我循环利用资源、自己堆肥、开展有机种植，改善土壤质量。这是我的星球，我要让这里变成更宜居之地。

我每天都让自己有安静的时间，积极地想象一个和平的星球，想象一个干净、健康的环境。我设想各国政府共同努力，达到收支平衡，并公平支配资源。我看到地球上所有人都敞开心扉，共建一个安全的、相互关爱的世界。一切皆有可能，一切从我开始。

力 量

力量的核心就在当下，把握你的力量。

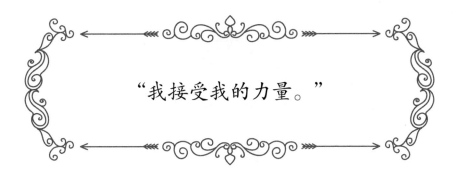

"我接受我的力量。"

你应当知道,你有能力重塑人生。我们总认为自己是无力的,然而事实并非如此,我们的思想无比强大。你会把自己想象成一个受害者吗? 你会对自己生气,或者抱怨别人吗?你是否觉得自己无力改变生活? 这是在放弃你的权力。

你的思想是一个强大的工具,要认识它并有意识地使用这个属于你的力量。你有能力选择让事情朝着最好的方向发展。你和那个创造了你的唯一力量和智慧一直是相连的,感受它,运用它,它就在那里。

偏 见

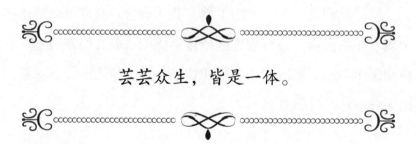

芸芸众生，皆是一体。

偏见

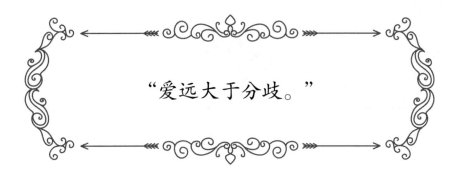

> "爱远大于分歧。"

　　爱，是这个星球上全新的能量。我每天都以开放的心态，去感受我与世上所有人不可分割的"亲情"。每件事、每个人都像一个独立的插头，统统接入"总电源"，我们所有的需求便得到满足。无论我生长在哪里，有着什么样的肤色，我和地球大家庭中的每个成员都能进行暖心、坦诚的交流。

　　有的人选择关注人与人之间的差异：年轻的、年长的、不同肤色的。我是地球这个大家庭的一员，人们之间的差异代表了美好多样的表达，而不是给人们选择立场或宣战的理由。从我做起，消除偏见，便是对这个星球的祝福。我致力于创造一个能让人放心关爱彼此的世界，每一天，我的心也更加舒朗。

177

心灵富足

我拥有富足的意识。

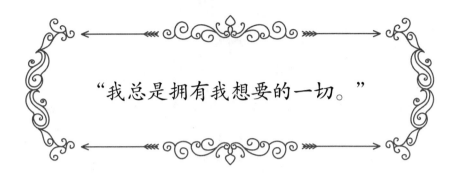

"我总是拥有我想要的一切。"

　　我继承了一笔巨大的财富——我心中的爱。我越多地与他人分享这份财富，我就越富有。成功始于自我感觉良好，有多少钱并不重要。如果我对自己不满意，金钱也无法给我带来享受。我的房子、车子、衣服、朋友和银行账户只是我对自己想法的反映，无论我在哪里或发生了什么，我都可以改变我的想法。

　　真正的富足从来不是金钱的多少，它是一种精神状态。我愿意接受富足。每天，我都会张开双臂，对自己说："我对所有美好和丰富的事物都持开放和接纳的态度。"

目标

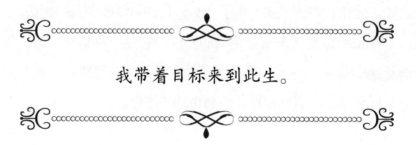

我带着目标来到此生。

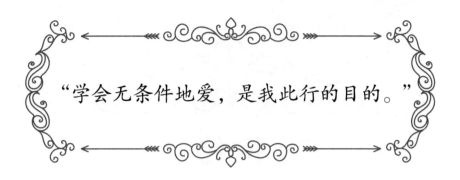

"学会无条件地爱，是我此行的目的。"

　　生在此世，难能可贵，这给了我探索并体验宇宙和自我的机会。在某种程度上，"我"就是新的领域。我十分了解这个局限的我，现在我即将开始探索那个没有边界的"我"。当我静下来，让觉知升起，便意识到自己远超出自身的个性以及遇到的困难、恐惧或疾病，于是，我的目标便从中层层展现出来。

　　我是精神、光、能量和爱，我的生活有目标、有意义。即便我认为自己可以做得更好，我也依然认可自己目前的表现。我爱自己，并感恩能生于此世。

拒绝

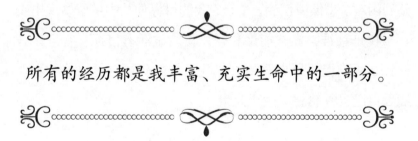

所有的经历都是我丰富、充实生命中的一部分。

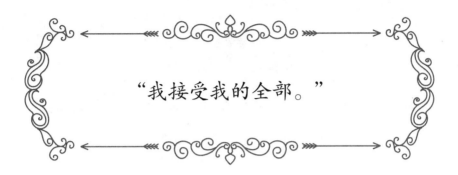

"我接受我的全部。"

　　生命是神圣的，我把自己人生的所有阶段——婴儿、儿童、少年、青年、成人和未来的自己，一一放在心上。所有的尴尬、犯错、伤害和创伤，我都全然接受，它们是我人生故事的一部分。它包含每一次成功和失败，每一次犯错和敏锐的洞察，我不用纠结就可以确信这些都十分有价值。

　　有时候，我人生故事中的痛苦部分，可以帮助我理解别人的痛苦。当别人和我分享他们的痛苦时，我给予他们同情。现在，我也将同情给予自己。我很放松，因为我知道我的一切都是可以接受的。

社会关系

我是自己最好的朋友。

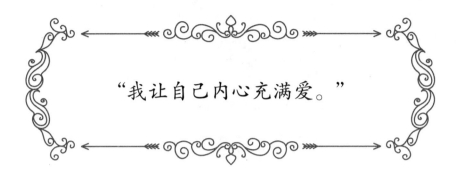

"我让自己内心充满爱。"

恋爱是美好的，婚姻也是美好的，但它们都不是永恒的，总会有结束的时候，只有我永远陪着自己。所以，我是自己最好的朋友，我每天都会花时间与自己的心交流。安静下来，我体会爱流过我的身体，帮我驱散恐惧和内疚，并真实地感受到爱浸透我身体的每一个细胞。

我知道我和宇宙是相连的，那个无条件地爱着我和所有人的宇宙，一直与我同在。我在内心建造一个安全的、爱的空间，就会吸引可爱的人和爱的体验。现在，我该放下执念，人与人之间的关系没有所谓的"应该怎样"。

抛掉积习

新习惯给我积极的支持。

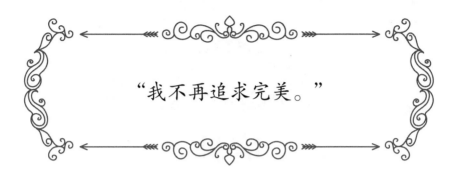

"我不再追求完美。"

当我准备放弃某个旧的模式时，它就会成为一个问题。我学着把问题看成信使，告诉我，我内心深处渴望被爱。我请求宇宙帮助我放下恐惧，并允许自己进入新的领悟境界。

我正学着去爱我的消极习惯和观念。以前，我会这么说："天呐，我真想摆脱它。"现在我知道自己所有的习惯都是为了实现某个目标。我用爱来抛掉旧习惯，并寻找更积极的方式来满足这些需求。

信仰

我的信仰基于爱。

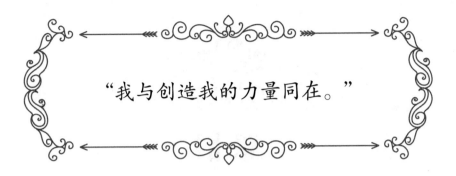

"我与创造我的力量同在。"

　　我是安稳的，因为我与那唯一的无限智慧相连。那永恒的力量，创造了我和宇宙中存在的一切。我感觉到这力量在我体内，我的每个神经和细胞都感受到这力量的美好。我生命的救世主就在我心中，当我接纳自己，知道自己足够好时，就能敞开心扉，接受自己爱的治愈力。

　　宇宙的爱围绕着我，也住在我心中。我值得这份爱，它在我的生命中流淌。你该去寻找那个能够真正给你力量的"主宰"。

怨 恨

放下与宽恕。

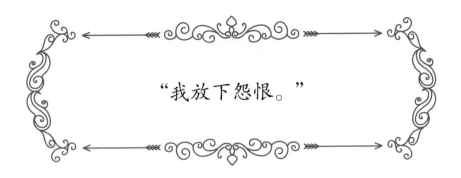

"我放下怨恨。"

　　婴儿总能毫无顾忌地表达自己愤怒的情绪。长大后，我们学会了压抑愤怒，将其转为怨恨。愤怒不断在体内累积，侵蚀着我们。在过去几年里，我像许多人一样，住在自以为是和怨恨的牢笼里。因为"他们"对我所做的一切，我认为我有权愤怒。

　　我花了很长时间才明白，长期的怨念比事情本身给我带来的伤害更深。拒绝原谅，其实是在伤害自己。我封住了心门，失去了爱的能力。我明白宽恕并不意味着是容忍别人的消极行为，而是释放怨恨，逃离那个牢笼。当我打开心门，我发现自己已经释然。我选择宽恕，放下，放飞心灵。

责 任

我为自己的生命负责。

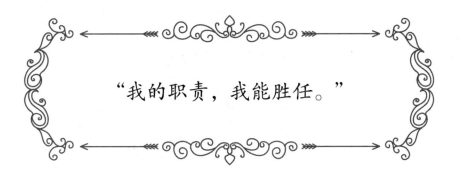

"我的职责，我能胜任。"

　　当我们第一次听说要为自己的人生经历负责时，会认为这是一种责备。这让我们感到内疚，感到自己像做错了事。然而，这并非责备。明白自己需要负责，其实是一份巨大的礼物，因为那个创造了以往经历的力量，也能改变今后的经历。

　　我们曾经对自己的处境无能为力，现在我们可以用积极的方式塑造自己的生活。当我们学会高效地运用自己的思想时，会变得强大。我们从此能够应对生活的挑战，做出改变并提高生活品质。

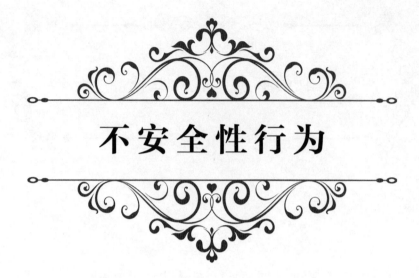

不安全性行为

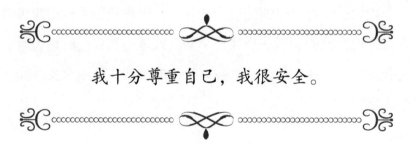

我十分尊重自己，我很安全。

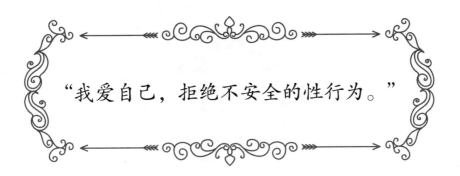

"我爱自己，拒绝不安全的性行为。"

数百年甚至数千年来，在性行为中，如果女性不采取安全措施，就容易感染疾病或者意外怀孕。现在男性也开始明白这是种什么样的体验。当身体处于激情之中时，就无心去听脑子里关于安全措施的指导。你会对拒绝使用避孕套的人说什么？答案与你的自尊程度有关。

如果你自爱、自尊感很强，你会拒绝不安全的性行为。如果你不那么在意自己，就可能会"屈服"，抱有侥幸心理。你有多爱自己？你能纵容别人虐待自己到什么程度？随着你越来越爱自己，这种纵容将会越来越少。爱自己的人不会虐待自己或他人。

自爱

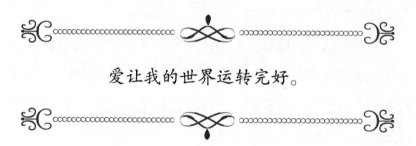

爱让我的世界运转完好。

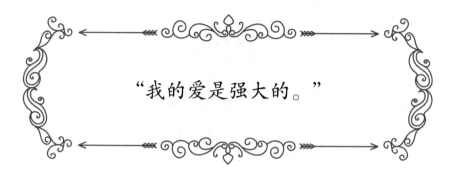

"我的爱是强大的。"

　　我对待自己的方式，就像我是一个被深爱的人。在人世间的舞台上，你方唱罢我登场。然而，唯一不变的是我对自己的爱，这不是虚荣或自负。虚荣或自负的人，大多十分厌恶自己，并用"我比你强"等说法掩饰自己。自爱是一种自我欣赏，将自己的生命看作奇迹。

　　当我真正爱自己时，我无法伤害自己，也无法伤害别人。对我来说，只有无条件的爱才能带来世界和平，它源自自我接纳和自爱。我不必等到变得完美后才能爱自己，我接纳此时此刻的自己。

自 言 自 语

我爱自己的想法。

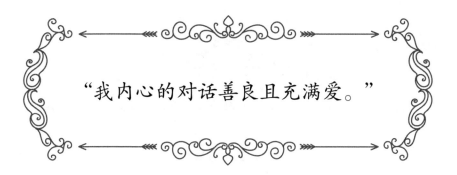

"我内心的对话善良且充满爱。"

　　在地球上，我有自己独特的使命，我也拥有完成这项工作的工具。我的想法和语言就是我强大的工具，我运用它们，并享受它们为我带来的一切！冥想、祈祷或者在早上做十分钟的肯定句练习都很好。如果我一整天都保持这个状态，就会得到更好的效果。

　　我每个当下的念头塑造了我的生活，让我能够做出改变的发力点，永远在当下。所以，就在那一刻，我抓住了一闪而过的想法，我问自己：是否想让这个念头创造自己的未来？

性 别

我的身体、性别、心态、灵魂都很完美。

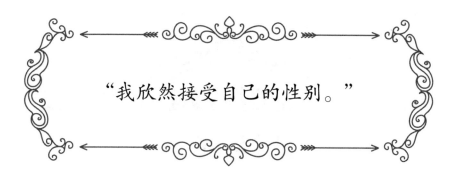

"我欣然接受自己的性别。"

　　我相信，我们选择了自己的国家、肤色、性别和完美的父母，来帮助我们探索这一生要研究的课题。不同的性别，不同的肤色，无论是哪一种，都会给我们带来满足和挑战。有时会得到社会的认可，有时则不然。然而，我一直是我，完美、圆满和完整。我的心灵没有性别，只有我的人格才有性别之分。我爱且珍惜身体的每个部分。

灵性成长

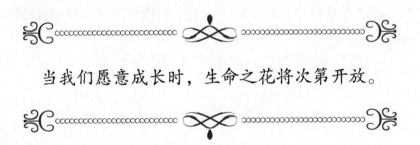

当我们愿意成长时，生命之花将次第开放。

"我愿意改变。"

　　我的灵性成长往往不按常理出牌，可能是一次偶遇、一场意外，也可能是一场疾病，或者失去了一个我所爱的人。有时，我控制不住自己重复旧的生活习惯，有时也能强行改变，这因人而异。当我愿意为自己的生命负责时，我的灵性也得到了成长。这给了我内在的力量，完成我需要做出的改变。

　　灵性成长不是去改变别人。如果你不想再扮演受害者的角色，并选择宽恕和全新的人生，你的灵性便开始成长。这一切并非一蹴而就，而是次第展开。爱自己，会打开灵性成长之门，而愿意改变至关重要。

灵性法则

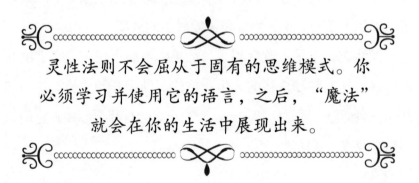

灵性法则不会屈从于固有的思维模式。你必须学习并使用它的语言，之后，"魔法"就会在你的生活中展现出来。

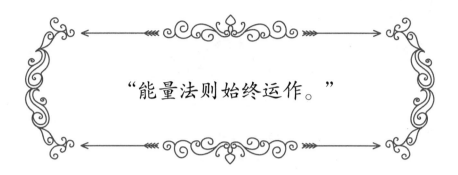

"能量法则始终运作。"

　　学习灵性法则就像学习操作电脑或录像机一样，我静下来，耐心且按部就班地学习电脑，于是它十分好用，简直像变魔术一样。如果我不做功课，不按照电脑的规则操作，它要么不工作，要么不按我的想法工作。电脑是不会让步的，不论我怎么沮丧，它只会耐心地等着我学会它的语言，然后呈现它的"神奇魔法"，这需要勤加练习。

　　学习灵性法则也是这样。

潜意识

我有意识地与自己的潜意识连接。

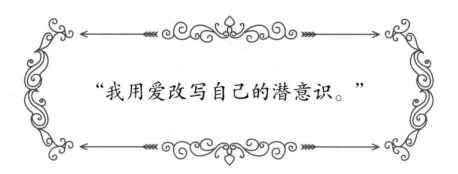

"我用爱改写自己的潜意识。"

　　潜意识是一个信息库，记录了我所有的想法和语言。无论是积极的还是消极的，我存入什么信息，就会得到什么信息。因此，我有意识地选择存入积极、充满爱和令人振奋的信息，以便为自己带来有益的经历。

　　我释放所有束缚自己的思想、观念或信念，用新的观念来改写我的潜意识，为自己的生命创造最美妙、富足和快乐的体验。

成功

要想成功，你必须相信自己是成功的。

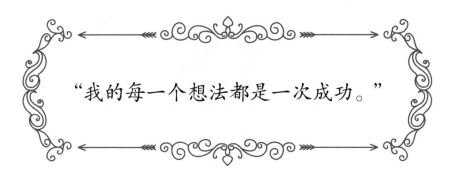

"我的每一个想法都是一次成功。"

　　我具备成功的所有要素，就像一颗小小的橡果注定能长成参天大树一样。我根据实际情况，给自己设定可行的目标，我鼓励并认可自己的进步。我可以从各种经历中学习，在学习过程中也可以犯错，这就是不断取得成功的方法，我每天都更善于以这样的角度看待问题。

　　遭遇失败，我不再逃避，而是从中吸取经验。我不给予失败任何力量，因为宇宙中只有那唯一的力量，它不论要做什么都一定会成功。这力量创造了我，因此我已经是一个美丽且成功的人。

支 持

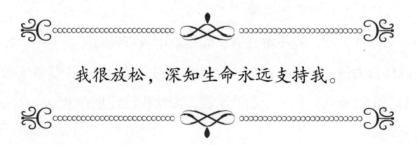

我很放松，深知生命永远支持我。

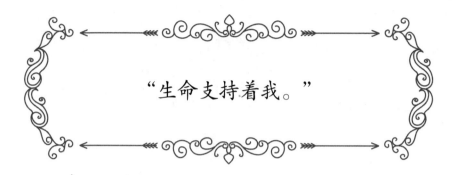

"生命支持着我。"

在无边的宇宙中，我不孤独，也没有被遗弃。日日夜夜，每时每刻，生命都在支持着我，为我能拥有充实的生活，提供一切所需，为我的有生之年，提供充足的氧气。地球上的食物应有尽有，还有成千上万的人可以与我交流互动。

我在各方面都得到支持，我的每个想法都反映在我的经历中。生活总是对我说"可以"，我需要做的只是欣然、感恩地接受这种丰足与支持。我释放自己意识中所有否定自己的思考模式和观念。生命爱我，并支持着我。

互助

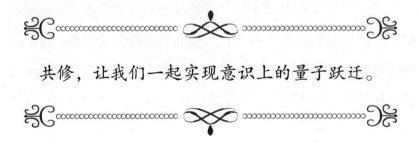

共修，让我们一起实现意识上的量子跃迁。

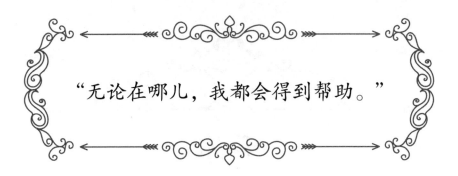

"无论在哪儿，我都会得到帮助。"

　　现在有一种叫作"互助小组"的新沟通模式。不论我们正面临什么困难，都能找到适合自己的小组，比如有自助小组、个人成长小组等，参与这些小组绝对比泡酒吧更有益处。我们不必独自挣扎去解决所有问题，也不必困在自己的行为模式中。我们可以去寻找那些也在面临同样问题的、志同道合的人，一起努力寻找积极的解决方案。

　　我们彼此关心，彼此支持，一起放下过去的痛苦。我们不再自艾自怜，感慨过去，不断重复说："糟透了！"我们寻找释怀的方法，继续前行。通过相互支持，我们一起得到治愈。

手术

医生为我的迅速康复感到高兴。

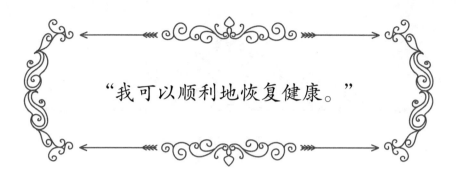

"我可以顺利地恢复健康。"

　　每当我需要求助于医生或健康专家时，我总是选择一个态度积极、妙手仁心的人。他们尊重我对治疗方案的选择，并让我感到自己是治疗团队的一员。治愈的力量就在我体内，我相信它会给我正确的指引。

　　我静下来并专注于生命中的美好，此时，我给自己营造了爱与理解的氛围。我知道宇宙的智慧通过医学专业发挥作用，所以我很放松去经历这个体验，并接受它温柔、体贴的照看。治疗我身体的每一只手都是治愈之手。

恐惧

我的思想给我带来安全感。

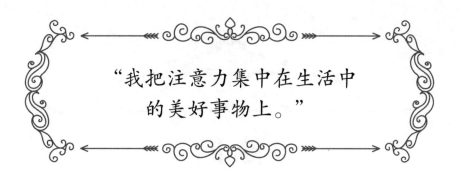

"我把注意力集中在生活中的美好事物上。"

　　我安全地行走在这个星球上，深知我与一个无限的、仁慈的宇宙相连。在漆黑的夜晚，我曾听到可怕的声音，未知的事情让我感到恐惧。在思想的暗处，我想过一些可怕的事情，儿时的恐怖回忆在脑子里重现，胡思乱想的意外事件令我心惊胆战。然而，此时此刻，我可以选择放下这些恐惧，并善用自己的思想，设想好的事情正在发生。

　　当我不想再吓唬自己时，我会选择一个积极、生动、对我有意义的画面，并确保随时可以看到这个画面。我的想法由我做主，我拒绝让可怕的想法打败自己。我请求宇宙之爱帮助我解决所有问题。我很安全。一切都很好。

他们

爱人如己。我们却常常忽略了后两个字。

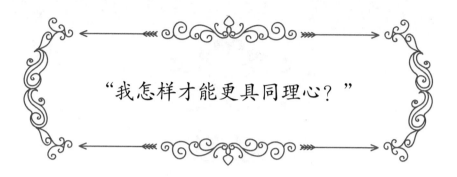

"我怎样才能更具同理心？"

　　我们生活在一个强大的时代，站在力量的前沿，这力量能治愈我们的星球。在这个关键时刻，我们要么共同治愈这个星球，要么一起走向灭亡。这不取决于"他们"，而是取决于我们每个人。每天早上醒来，我会对自己说："今天，请帮助我治愈这个星球。我可以更爱自己，减少偏见、责难，让爱更快地流动，让自己更富有同理心。"我在许多小的方面都能帮上忙。

　　我可以在高速公路上给其他车辆让路；在拥挤的收银台前耐心等待；寄明信片给富有同情心的人；剪下幽默的漫画，同我的账单一并寄出；将爱发送到动乱地区。本质上，我们都是一体的，因此，我们完全可以放下竞争、比较和责难。爱的最高形式之一是同理心，环顾四周，每个人，包括我自己，都值得被爱。

思 想

生命像美丽的挂毯，由思想编织而成。

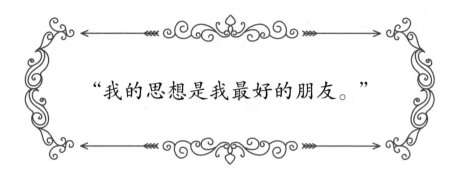

"我的思想是我最好的朋友。"

　　我曾经畏惧自己的所思所想，因为它们令我感到不安。我以为我无法驾驭自己的思想，但后来我明白，我的思想创造了我的人生体验，而我可以选择如何思考。当我学会驾驭自己的思想后，就会将它们引向我想要的方向，我的整个人生便有了改观。

　　现在我知道，我是那个思考者，并选择了自己的想法，而这些想法塑造了我的人生。因此，如果我脑子里冒出一个消极的想法，我会让它像夏日的浮云般轻轻飘过。我放下怨恨、羞愧、内疚的念头，选择爱、和平、快乐的想法，以及如何能帮助治愈这个星球。我的思想已经成为我的朋友，我享受这些想法。

时 间

我不必匆匆忙忙，因为我有一生的时间。

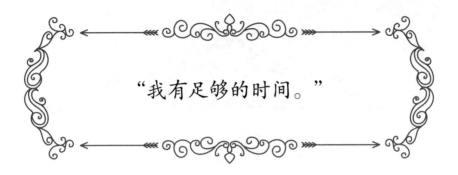

"我有足够的时间。"

时间在我的掌控之中。如果我选择匆匆忙忙，时间就会加速，并总是不够用；如果我相信我有充足的时间去做我想做的事，时间就会放慢脚步，让我完成我的计划。如果我堵在路上，我会告诉自己，路上所有开车的人都在努力赶往自己的目的地。我深吸一口气，用爱祝福堵在路上的所有人，并确信自己会在完美的时间到达目的地。

如果我们能看到，所有的经历其实都是完美的，就不会再有仓促或延误的感觉。我们总是在正确的时间出现在正确的地点。一切都很好。

时代更迭

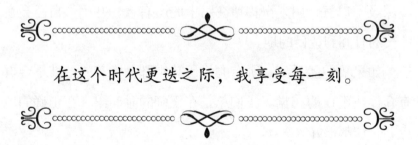

在这个时代更迭之际，我享受每一刻。

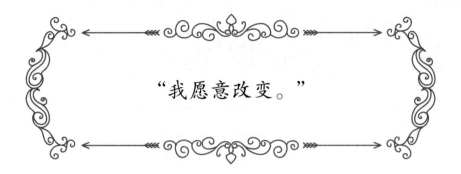

"我愿意改变。"

　　我们正处在一个时代更迭之际，这是一个放下旧观念、学习新信念的时代。孤独、愤怒、孤立、恐惧和痛苦都属于恐惧综合征，也正是我们要改变的地方。我们要放弃恐惧，选择爱。我们从向外寻找拯救自己的力量，转变为开始向内探索并发现拯救自己的力量。这件美妙的事情，对所有人而言是种解脱。

　　有些人感到恐惧，因为这似乎意味着一种责任。实际上，这是我们应对生活的能力。意识到这一点，我们就不再是被动的受害者，而是被赋予改变的力量。当你不需要依赖别人，并能运用自身巨大的能量积极改变自己的人生时，这种感受十分美妙。

交通工具

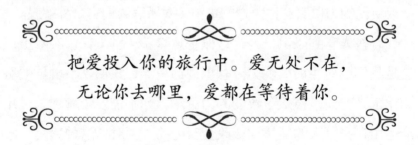

把爱投入你的旅行中。爱无处不在，

无论你去哪里，爱都在等待着你。

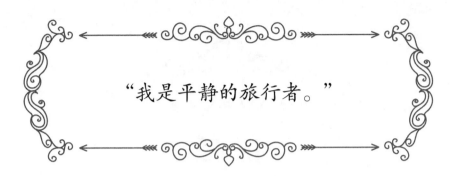

"我是平静的旅行者。"

从早到晚，我随时检查身体的紧张程度。无论我在哪里，我都会静坐一会儿，深呼吸，释放紧张的情绪。我与生命完全同步，内在的探求和外在的活动，将我从一种体验带到另一种体验。

一切都很好。我选择的所有交通工具都是安全的——飞机、火车、公交车、汽车、卡车、船、雪橇、滑板、自行车。在旅途中，我告诉自己：我是安全的。我合理安排随身物品，有条不紊，并愉快地前往目的地。

信任

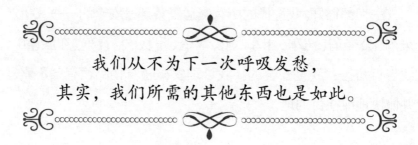

我们从不为下一次呼吸发愁，
其实，我们所需的其他东西也是如此。

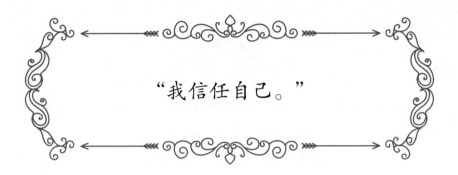

"我信任自己。"

世界是一件艺术品，我也是。为了积极地参与这项持续的创作，我必须信任生命的进程。如果我遇到困难，我会自信地向内看，让思想与真理和爱绑定。

我寻求宇宙的帮助，不论是暴风骤雨，还是风和日丽，都能指引我平安度过。我只需活在当下，选择清晰、简单、积极的思想和语言。我知道我不必，也无法找到每件事情发生的缘由。我知道自己美丽且真诚的灵魂是与生俱来的。此刻，我珍惜我那神秘且无形的生命过程。

无条件的爱

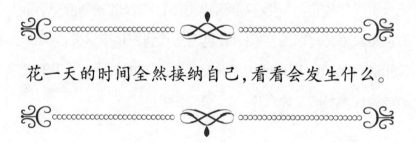

花一天的时间全然接纳自己,看看会发生什么。

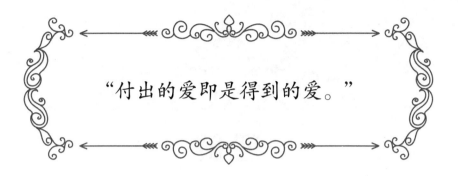

"付出的爱即是得到的爱。"

　　当我爱自己，并接纳自己现在的样子，包括那些所谓的缺点和瑕疵，我发现我更容易以同样的方式接纳别人。当我给自己或他人的爱添加了条件，我便无法真正去爱了。"如果……，我就会爱你。" 这不是爱，而是控制。因此，我学会了不再控制他人，让他们保持本来的样子。

　　我看见每个人都在自己的道路上挣扎，以我们当时的理解、知识和意识，竭尽全力学着创造内心的平静。随着越来越多的人有意识地练习无条件的爱，我们将触及更深层的灵性力量，它一直与我们同在。我看到仁慈的力量围绕地球，帮助我们完成意识的转变，从恐惧走向爱。

理 解

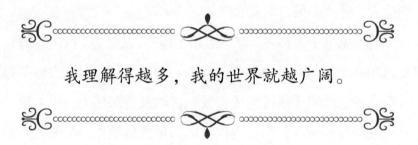

我理解得越多，我的世界就越广阔。

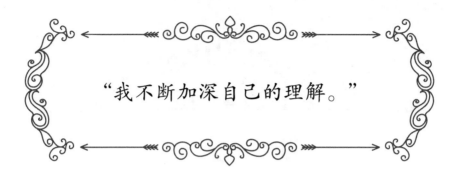

"我不断加深自己的理解。"

　　我善于学习。每天我都在一点点靠近内心的非凡智慧。我很高兴能拥有此生，也感恩我所拥有的一切美好。对我而言，生命是一场修行。每天我都像个孩子一般敞开心扉，发现新的见解、新的人、新的观点和新的方法，帮我理解内心和我周围发生的事情。

　　最初，我的心智并不总能理解这些，因为这需要大量的爱和耐心。地球上这所了不起的生命学校变幻莫测，而我新的思维技能可以帮助我轻松应对。

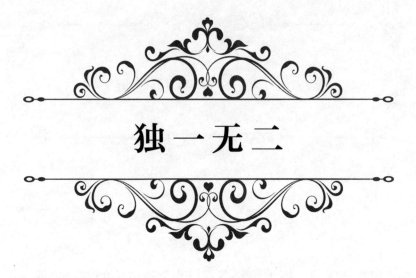

独一无二

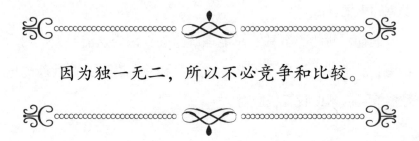

因为独一无二，所以不必竞争和比较。

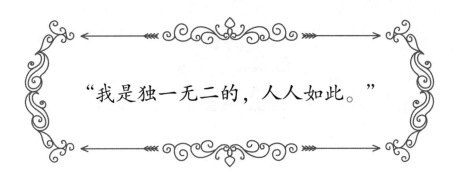

"我是独一无二的，人人如此。"

　　我们所有人在精神上是一体的。然而，我的相貌是独一无二的，我的相貌是对世间容貌的一个独特表达，你和我本来就不应该是一样的。许多人按照周围人的想法生活，而我选择跟随自己的内心，别人怎么想，我不在意。我不多不少，刚刚好，不需要向任何人证明我自己。

　　作为一种伟大的生命表达，我选择珍爱自己。我的生命是一场令人振奋的冒险！我跟随自己内在的光芒，以独特的方式熠熠闪耀。我爱生命！

暴力

爱能化解暴力。

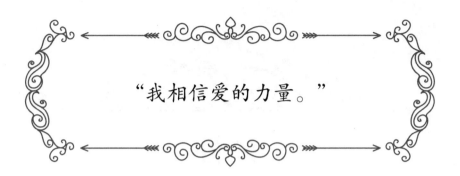

"我相信爱的力量。"

　　相比暴力，爱更能深入人心，它住在每个人的心中。无论这世上哪里发生了暴力事件，爱，都应是被关注的深层问题。我倾听每个暴力事件背后那无声的呼救。我相信我的思考方式，我能从负面经历的束缚中解脱出来，并走向全新、积极的人生。

　　我们的思想是极具创造性的工具，但许多人不知道如何运用它们，只能墨守成规。信念的力量无比强大，人们不惜通过斗争和杀戮来证明和保护他们的信念。然而，信念不过是一种思想，它可以被改变。

　　我爱自己，所以我不会再用残酷的思想、刻薄的批评或严苛的标准来伤害自己或他人。我爱自己，所以我摆脱所有带有惩罚性的思想。我爱自己，我不再扮演伤害别人或者被人伤害的角色。我原谅自己，也原谅别人。

女性

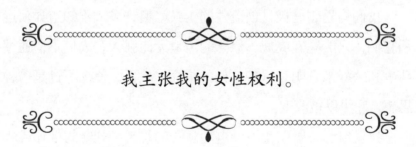

我主张我的女性权利。

女性

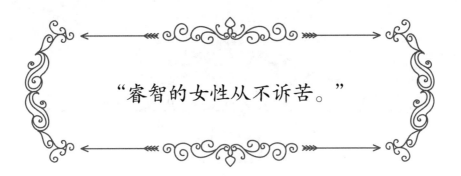

"睿智的女性从不诉苦。"

一百多年前，未婚女性通常只能给人当女佣，并且没有报酬。她们没有社会地位，也没有话语权，只能接受命运的安排。没错，在那个年代，女性要靠男性给予她们完整的生活。当今女性，则拥有无限的选择，她们有多大的能力和信心，就能取得多高的成就。她们可以去旅行，选择自己的职业，赚大钱，拥有许多朋友，建立强大的自尊。当然，她们需要学习的东西还有很多。女性早就希望拿回自己的权力，如果此刻我们的真命天子还没出现，我们可以成为自己的真命天子。

语 言

我意识到自己语言的力量。

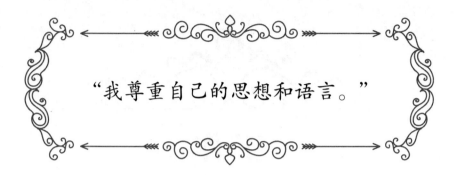

"我尊重自己的思想和语言。"

　　我十分注意自己的语言，并用心选词，因为我想创造美好的体验。小时候，我学到的是按照语法规则选择单词。长大后，我发现语法规则不是一成不变的，曾经认为不适合的，现在却是适合的，反之亦然。

　　语法不考虑单词的含义以及它对我的生活产生的影响。我的思想和语言塑造了我的生活，就像陶工将黏土制成碗、花瓶、餐盘或茶壶一样，我的思想和语言就是我。我美丽，有智慧，有爱心，并且善良。我的话语得到世界的尊重。

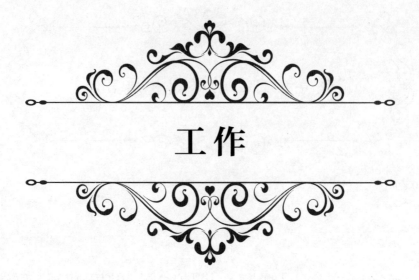

工作

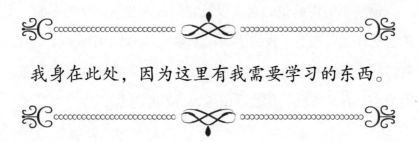

我身在此处，因为这里有我需要学习的东西。

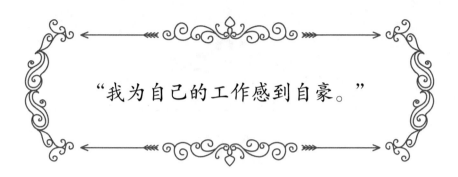

"我为自己的工作感到自豪。"

　　清晨起来，我很高兴今天有重要的工作去做。我的工作充满挑战，也让我十分有成就感。我用爱来开启我的每一天，我知道每天的工作只是我人生道路的一小步，我的思维模式决定了我的现状。如果我不满意现状，我会用心去连接内心深处的非凡智慧，在那里，全新的大门一直为我敞开着。我总是有事做，总是很高效，我身体里有数百万个细胞一天 24 小时都在忙于它们的奇妙工作。与此同时，我也在回应我周围的需求。更高的力量通过我，完成在这世间的工作。

价值

我对自身价值很满意。

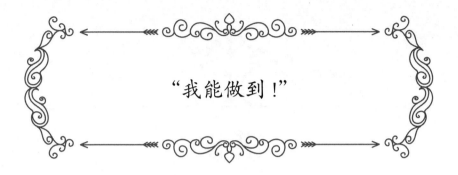

"我能做到!"

当我越爱自己，越接纳自己，就越能感受到自己的价值，这会让我感觉更好，应该说，感觉非常好。我开始让好事发生在自己身上，开始发现以前未曾发现的机会。我让生活指引我朝向全新、有趣的方向前进，我让自己的思想超越曾经的局限。

现在的我，值得拥有所有的可能性，生活也突然变得令人兴奋，我意识到我有权过我想要的生活。也许我必须做出许多改变，抛弃旧的观念和局限，但我可以！没错！我值得。我值得所有的美好！

错 误

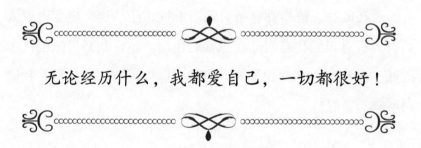

无论经历什么，我都爱自己，一切都很好！

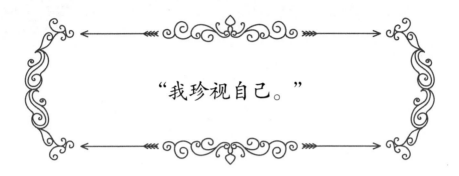

"我珍视自己。"

　　我在内心对自己进行锻炼，已经走了很长的路，并且依然任重道远。我意识到，认为自己是"错的"对疗愈过程毫无益处。我可以审视整个过程，看看下次我能在哪方面做得更好。我可以找到那些导致不良行为的想法，然后摒弃它们。

　　当我意识到我"认为"在某件事上犯了错时，我能停止这种惩罚性的思维方式。每天都是一次学习经历，从我们的"错误"中，学会不再重蹈覆辙，所以我从来没有错。我只是在学习，如此而已。